LE DÉSABUSEMENT

APPLIQUÉ A LA CONSERVATION DES ÊTRES

LIVRAISON PREMIÈRE.

EXERCICE DE LA MÉDECINE NATURELLE.

LE DÉSABUSEMENT

APPLIQUÉ

AUX ÉVÉNEMENTS NATURELS

POUR SE TRANQUILLISER

SUR TOUTE SORTE DE REGRETS

DANS LA MARCHE DES AFFAIRES,

OUVRAGE

Consacré à la Méthode certaine de prolonger nos jours en dépit de l'ami fictif;

PAR LE DOCTEUR JEAN LAVY,

MÉDECIN ORDINAIRE DE LA MAISON DU ROI DE SARDAIGNE.

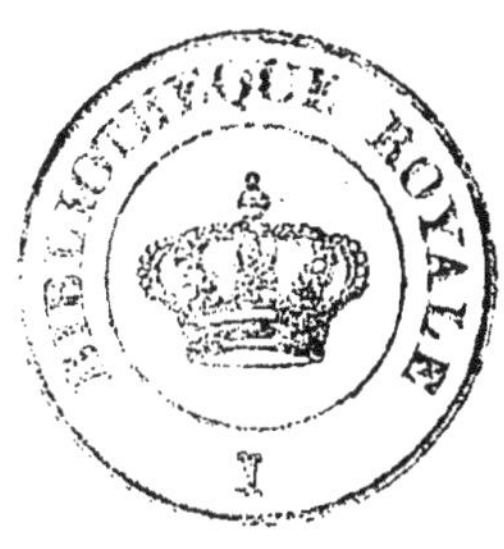

PARIS.

IMPRIMERIE DE DUCESSOIS, 55, QUAI DES AUGUSTINS.

1843

AVANT-PROPOS

L'être-vivant est un composé de parties solides et de parties fluides : celles-ci sont le produit des premières qui, selon leurs dispositions particulières, forment autant de laboratoires (ou, pour mieux dire, des organes) *que l'auteur de la nature a décrétés pour la préparation des fluides indispensables à l'entretien du corps vivant, et entre autres du fluide vital qui doit maîtriser la marche générale des fonctions vitales et naturelles. Cette puissance motrice est placée dans des canaux, connus sous le nom de nerfs, où elle agit en guise de fluide invisible et incompréhensible à tout observateur, si ce n'est que dans la circonstance d'une compression ou du bandage, où on reconnaît au delà le défaut de vitalité, sans doute, par l'interruption du passage de ce principe, et, en conséquence, de l'anéantissement de la sensibilité, savoir : l'âme des Êtres. On doit remarquer ce bienfait dans ses deux* PRÉROGATIVES

La première consiste dans la quantité du fluide vital qui est déterminée pour chaque individu ; la seconde, dans le penchant que ce fluide tient de se transporter, d'après quelque incitation que ce soit, d'où proviennent les souffrances qui sont les cris de la nature, demandant du secours ou du soulagement ; et c'est ici le cas où il faut respecter les lois d'économie animale, car il y aurait du risque à les troubler, vu que les dispositions naturelles sont constamment salutaires.

DE LA MÉTHODE CERTAINE

POUR NE PAS TOMBER MALADE,

OU

RÉGIME POUR NE PAS TROUBLER LE PARTAGE DU FLUIDE VITAL, RELATIVEMENT A LA CAPACITÉ DES SOLIDES.

Le corps vivant est sans cesse assujetti aux causes incitatives qui l'entourent, par lesquelles le fluide vital, selon sa deuxième prérogative, doit se transporter dans l'organe instigéré au delà de l'ordinaire; en conséquence, selon sa première prérogative, la vitalité est enlevée à la généralité des laboratoires qui sont chargés de travailler à la conservation des êtres; et c'est de là que provient la cause unique de toute espèce d'indisposition ou de maladie. Ce désordre est très-facile à comprendre par le traitement de la médecine naturelle, laquelle consiste à nous garantir de quelque incitation que ce soit, et notamment de l'action de l'atmosphère qui constamment nous maîtrise, et dont il est en notre pouvoir de nous défendre, par le moyen du régime journalier que je me propose de communiquer à la personne impartiale, afin qu'elle puisse affermir sa santé sans faire usage de remèdes, et sans occasionner de dérangement dans la marche des affaires.

De l'habillement. Les habits qui touchent immédiatement la peau, doivent, dans toutes les saisons, être de laine plutôt grossière et rude, ce qui est préférable à la flanelle de santé, trop fine, et par conséquent d'aucune propriété par son défaut de frottement; du reste, pour la manière de s'habiller, il n'est plus nécessaire d'avoir des habits-vestes très-pesants, puisque on est suffisamment garanti à pouvoir suivre la coutume de la mode, pour ce qui tient aux frivolités du vêtement extérieur. Cependant, dans l'hiver et dans le printemps, il faut porter le gilet de laine à manches, qu'on tient jour et nuit, sans le changer, sauf une fois chaque mois pour le laver avec du savon, ainsi que les caleçons, qui doivent être de coton. Dans l'été et dans l'automne, il faut avoir le gilet de sergette avec des manches, qu'on tient de même jour et nuit, et les caleçons seront de toile; ces deux articles, on doit les faire blanchir tous les quinze jours. Les chaussettes doivent être de coton pour toute l'année, et il faut les laver chaque semaine. De plus, dans l'hiver et dans le printemps, on se servira d'un petit manteau en circassienne ou de drap de dame, sans aucune doublure. La chemise, on peut la changer autant qu'on voudra, car cet objet de luxe ne tient pas au régime, vu qu'il ne touche pas la peau. D'après tout cela, on pourra braver les courants d'air et en même temps en jouir, sans aucun danger; tandis que la personne chargée d'habits dans l'hiver, et celle presque dépouillée dans l'été se plaignent également et pas moins que moi, selon la rigueur du froid ou de la chaleur; et il faut remarquer qu'un éventail peut donner du soulagement lorsqu'on étouffe par la grande chaleur, de même l'approche du feu lorsqu'on souffre par le froid : mais ce n'est là que l'effet d'une imagination exaltée dans ces deux cas, et par laquelle on ne conçoit pas que l'habillement en excès tient la peau ouverte pendant l'hiver, qui est une saison toujours à craindre, et que, au contraire, dans l'été, l'habillement beaucoup trop léger s'oppose aux établissements suprêmes; puisque la chaleur de l'été est propre à nous débarrasser, par la sueur, des matières morbifiques qui sont particulières à chaque tempérament, ou de celles occasionnées par le défaut de précautions dans l'exercice vicié des fonctions naturelles. C'est un fait bien démontré par l'observation journalière que, si les saisons poursuivent leur degré de rigueur, les malades seront moins nombreux dans le cours de l'année; et que la personne fort peu habillée dans l'été est sujette à s'enrhumer, ce qu'elle s'imagine de braver, mais la circonstance d'une maladie lui arrive, sans que l'on puisse en connaître la véritable cause. En sorte que, il convient d'envisager tout ce qui peut altérer les garanties données à l'organe de la peau externe par le moyen des habits, car ceux-ci doivent coopérer au degré de chaleur établi par la nature, lorsqu'il s'agit d'exciter le procédé de la maturation de quelque produit vicieux; d'après quoi, de cet organe privilégié de la peau résulte le couloir général de la matière propre de toutes sortes de maladies, sous la forme de transpiration insensible ou des efflorescences; par conséquent, une crise continuelle existe dans la peau externe du corps vivant, sans aucune relation qui puisse troubler l'action dans l'universalité des autres organes, lesquels, d'ailleurs, seront délivrés de leur produit non naturel, car, selon les lois d'économie animale, il doit se transporter à la poursuite des incitations extérieures que la médecine naturelle nous prescrit. A cet égard, une garantie d'assurance fut établie par le médecin *Cotunnio*, qui a laissé à Naples son testament, sous la forme d'un grand volume du prix de 1000 francs; on y lit, dans la première page : *Méthode infaillible pour ne pas tomber malade*. L'acquéreur se présenta pour visiter l'ouvrage et y trouva toutes les pages en blanc, sauf la dernière qui portait cet écrit : Poitrine découverte, tête légère, pieds chauds, et vous ne courrez plus aucun risque. La chaleur est le seul moteur pour exciter les opérations naturelles, qui, de même, servent d'incitatif pour rappeler le fluide vital selon le besoin; et cela parvient au point d'établir dans les pieds une localité douée d'une activité au-dessus des autres, où, par le degré de vitalité extraordinaire, et d'après les lois d'économie animale, se transporte directement la matière morbifique éparse dans l'universalité du corps, pour y établir son procédé de maturation, duquel résulte la crise, savoir la sortie par la transpiration insensible, des produits imparfaits qui se forment journellement dans la marche des occupations, et qui rendent les maladies accidentelles beaucoup plus opiniâtres. La chaleur est sûrement indispensable à l'existence des êtres : dans les végétaux, par exemple, elle développe les plantes printanières; puis, par son accroissement progressif, celles de l'été; de même que la chaleur s'excite dans les hommes par des efforts de la nature, pour surmonter quelque obstacle, et de manière à dissoudre les fluides dégénérés, afin de favoriser leur marche ou leur issue jusqu'au point de cacher les solides; ce qu'on reconnaît dans les localités du corps vivant qui sont atteintes par l'inflammation brûlante. Le degré de chaleur plus ou moins varié doit relativement maîtriser les fonctions vitales et naturelles ; et c'est pour cela qu'on a distingué les plantes en indigènes et en exotiques, c'est à dire d'après la qualité de l'atmosphère qu'elles exigent ; de même que les propriétés des habitants, lesquelles sont également toujours concentanées au climat. Sur cet objet, j'ai composé l'ouvrage intitulé : *Stationes plantarum pedemontio indigenarum, Turini*, 1805. Et celui : *De l'état général des végétaux originaires, ou moyen de juger, même de son cabinet, de la salubrité de l'atmosphère, de la fertilité du sol et de la propriété des habitants dans toutes les localités de l'univers. Paris*, 1830. Ces deux ouvrages ne manqueront pas d'assurer une efficacité dans la chaleur de l'atmosphère ; et c'est en vue de cela que j'ai imaginé de partager les espèces de végétaux du Piémont selon leur lieu natal, afin que sous la recherche de quelques plantes, on puisse herboriser avec certitude sans perdre de temps, puisqu'elles ne peuvent vivre sous un degré de chaleur ou de froid différent de celui qui fut décrété par la nature; et c'est par le même motif que les botanistes ont formé autant de flores qu'on en observe dans ce second ouvrage, lesquelles appartiennent à toutes les régions de l'univers, dont les produits spontanés doivent être considérés comme des individus qui y vivent au sein de leurs enfants, entourés de parents et de concitoyens, et qui sont soumis aux lois établies par l'Etre suprême, pour leur conservation particulière. De même, les animaux et les minéraux vivent ensemble dans leur propre localité en qualité de fidèles et inséparables compatriotes, et cela en raison des qualités de l'atmosphère et du sol qui leur est homogène. Au contraire, les êtres vivants avec la faculté de se mouvoir, bravent les régimes salutaires, et plus facilement tombent dans la multiplicité des maladies.

De l'aliment. La méthode pour se nourrir consiste dans les soins très-importants à donner de l'incitation non naturelle à l'organe de la digestion : d'ailleurs la vitalité y serait augmentée au détriment de l'universalité des autres organes ; car, selon les deux prérogatives du fluide vital, ils doivent excéder ou manquer de la quantité qui fut décrétée par établissement suprême. Ce régime exige que le matin, en sortant du lit, on prenne une boisson chaude, soit du café, soit du thé, etc.; deux ou trois heures après, il faut déjeûner avec une soupe ou du chocolat, ou bien avec une grande tasse de café au lait et du pain à volonté. Si le dîner est à deux heures, on prendra à midi un petit verre de vin avec un morceau de pain ; et cette dose pourra être augmentée, même de quelques mets, selon qu'on dînera à cinq ou à six heures ; en ce cas il faut prendre une boisson chaude avant de se coucher ; mais lorsque le dîner est à deux heures, on doit souper. Dans la qualité des substances alimentaires, il ne faut pas garder de régime, même dans le cas que l'on ait souffert pendant la digestion, ou qu'une maladie se soit déclarée : et, en effet, le médecin accrédité recommande de ne pas renoncer à cette espèce d'aliment qui paraît avoir éte la cause de l'indisposition ; au contraire, il conseille de l'essayer une autre fois, sans quoi on se rendra esclave d'une opinion fausse, en se donnant des privations infinies pour le reste de sa vie, et vraiment inutiles, puisque la maladie développée était déjà préparée. Cependant, l'aveu général tient qu'il ne faut pas se porter aux excès, quoiqu'ils ne soient pas totalement défendus par quelques fameux officiers de santé, dans le but de sortir de la vie monotone constamment dangereuse par les nombreuses difficultés qui se présentent pour la soutenir. Dans le boire ordinaire, il faut choisir du vin où il y en a, sinon la bière, le cidre et l'eau de fontaine sont indispensables pendant les repas; maintenant, il faut renoncer à l'habitude de quelques personnes qui s'avisent de boire en grande quantité, surtout de l'eau : à cet égard, on doit préférer l'excès opposé, à cause qu'il est important de ne pas fatiguer l'organe de la digestion au delà du besoin; car la dose modérée dans le boire y conservera le degré de vitalité nécessaire pour se débarrasser des produits imparfaits qui se sont formés, et lesquels augmenteront à proportion du relâchement occasionné dans les parties solides qui composent les laboratoires alimentaires, ou, ce qui pis est, c'est la quantité excessive des aliments pour les individus qui sont habitués à fort bien manger, vu qu'un tel excès devient beaucoup plus dangereux par le poids physique que l'estomac doit soutenir. De façon que la modération, quoique exagérée, dans le manger et dans le boire, est fort utile pour empêcher que le fluide vital ne s'y transporte en quantité surnaturelle par un travail fatigant, pour lequel, suivant la première prérogative de ce fluide, dans sa quantité qui est déterminée pour chaque individu, il sera enlevé à l'universalité des organes, et de plus, l'action beaucoup trop animée de celui de la digestion sert d'incitation pour y attirer la matière morbifique répandue dans le corps, et où le fluide vital, selon sa deuxième prérogative et suivant les lois de l'économie animale, doit de même se porter en quantité surnaturelle pour effectuer le procédé de la maturation dans un organe qui est sans doute de grande considération, et qu'on devrait rigoureusement épargner, puisqu'il s'agit du laboratoire le plus essentiel pour l'existence des êtres. Cela posé, c'est un avertissement salutaire que de défendre de parler d'affaire pendant les repas, de même que de lire des journaux ou d'autres frivolités, ce qui dérobe également le principe vital à l'estomac pour lui faire seconder les facultés intellectuelles, au lieu de lui laisser accomplir le travail de la digestion, pour lequel il est surtout nécessaire de bien mâcher, afin de mêler les aliments avec la salive qui fut établie pour un tel objet, et non pas pour la cracher çà et là, comme s'il était raisonnable de s'en débarrasser, même avec violence, ainsi que des crachats qui, par cette mauvaise habitude doivent se former, et d'où provient le cas qui tend à favoriser le rhume dans la localité très-sujette à un tel désordre, et qui tombera directement sur la poitrine pour y établir une prédisposition aux maladies catarrhales. Je ne puis supporter cette malpropreté en général désagréable, tant à cause du préjudice certain de la personne qui s'y livre par une fausse persuasion, que par mon impatience en voyant l'individu se flatter de faire une opération avantageuse. Il y a trente ans que je ne crache plus, et pour cela j'ai perdu la disposition à être affecté de rhumes, et les fièvres catarrhales sont pour mon compte bannies.

Du Sommeil. Le repos est indispensable au corps vivant, afin de donner le temps à la formation des fluides qui exigent, relativement à leur consommation pour l'entretien journalier des occupations tant physiques que morales ; d'ailleurs l'organe, qui sans cesse est agissant au-delà de l'ordinaire, tomberait en désordre ; de même que, s'il s'agit d'affaires intellectuelles, les organes assujetties se trouveraient prédisposés à se ressentir plus facilement de l'incitation de toute cause accidentelle qui nous entoure ; et cela dépend de ce que le fluide vital selon sa deuxième prérogative, se transporte dans les laboratoires exercés au-dessus des autres, et c'est en quantité relative à leur activité ; en sorte que, ceux destinés à maintenir la subsistance, selon la première prérogative de ce fluide, retarderont leur action au préjudice certain de la conservation des êtres. Ainsi, il faut diriger le sommeil suivant la marche qui est reconnue pour salutaire ; savoir, dans le lit on doit avoir la tête un peu élevée par des oreillers, dont il convient d'augmenter le nombre en raison de l'âge avancé, afin d'empêcher un trop grand transport des fluides à la tête, lesquels y doivent monter d'après les lois physiques, selon la direction plus ou moins horizontale du corps ; en effet, par l'observation sphygmique on reconnaît le pouls supérieur lorsqu'on dort et lorsqu'on s'éveille, et c'est pour cela qu'en sortant du lit on trouve du soulagement dans l'habitude mal entendue de se moucher le nez, même avec de grands éclats et avec violence, s'imaginant de se débarrasser des produits vicieux. A cet égard, j'ai observé qu'aucun auteur ne parle en faveur de cette excrétion, et il y a trente ans que je ne tiens plus de mouchoirs, n'en ayant plus besoin, car la nature a totalement oublié le couloir du nez, qui n'est d'aucun avantage et qu'il est toutefois dangereux de favoriser une crise à la tête. Quelques imbécilles prétendent que le nez est établi pour l'ornement du visage, d'autres soutiennent que c'est un organe important pour l'odorat, lequel servirait à complaire une grande quantité d'individus par une satisfaction sensuelle et passagère; tandis qu'on remarque une compensation vraiment funeste à cette propriété aussi appréciée et de luxe, dans le dommage réel qui se produit sur les êtres les plus respectables, jusqu'à préjudicier leur santé avec des suites fâcheuses, par l'abus qu'on fait des substances beaucoup trop odorifères; je prouve la véritable utilité du nez, d'après l'expérience que tout le monde peut faire; en fermant les narines, il faut tout de suite ouvrir la bouche pour ne pas arrêter la respiration et pour favoriser la déglutition, étant presque impossible de mâcher avec le nez serré; de manière qu'il doit servir de boulevart pour défendre le passage à toute sorte de matière qui pourrait tomber dans le canal de l'air ou des aliments, surtout lorsqu'on dort; car si les narines ne sont pas dégagées, il faut tenir la bouche ouverte, et alors l'entrée se trouve libre à toute espèce des substances environnantes. La couverture du lit dans toutes les saisons doit être modérée, savoir pour l'été, il suffit d'un drap de lit avec un couvre-pied qu'on dirige à volonté: dans l'hiver il faut ajouter une courte-pointe, mais les jambes il convient toujours de les couvrir davantage, et aux pieds, il est nécessaire d'avoir une bouteille d'étain pleine d'eau chaude; en conséquence, il devient inutile de chauffer le lit, ce n'étant pas un régime salutaire. Le matin avant de se lever, il faut rester au moins une demi-heure assis sur le lit pour soigner la transpiration aux cuisses et aux jambes, laquelle ne manquera pas, surtout si on tient une jambe placée sur l'autre, de plus, la boisson chaude qu'on doit s'accoutumer à prendre en sortant du lit; dans le cas de quelque malaise, il faut la prendre étant couché : c'est alors que la transpiration se développe, et par ce seul régime de quelques heures, on peut se garantir de tomber malade : ainsi on pourrait éviter tous les jours la crise infaillible des désordres qui sont inévitables, relativement à l'exercice journalier des fonctions naturelles. La personne qui dort très-peu par habitude, doit rester dans le lit de six à sept heures, afin de pouvoir jouir du repos indispensable à la nature. Si le sommeil nous importune dans le cours de la journée, il ne convient pas de le seconder, on peut toutefois s'y livrer pour une demi-heure, aussitôt après que l'on a mangé, mais pas davantage, car le procédé de la digestion serait suspendu avec dommage de l'organe destiné à un tel objet, en raison de l'opération prolongée et surnaturelle; par conséquent, le but des produits d'entretien deviendrait imparfait.

De la promenade. La facilité de supporter sans dommage l'incitation de quelque cause occasionnelle que ce soit consiste dans la distribution naturelle du fluide vital, laquelle sera troublée suivant l'activité extraordinaire, et différemment occasionnée par les occupations journalières. L'exercice physique du corps vivant, par la promenade, détournera une partie de ce fluide de la localité où il est sans cesse entretenu, puisque, selon sa deuxième prérogative, il sera rappelé dans les organes, qui par motif des spéciales habitudes, furent en oubli, et lesquels jouiront du bienfait de la distraction, lorsque par délassement on se promène, et en conséquence ces organes, jadis dépourvus de vitalité se rétabliront dans leur quantité du principe vi- li par la nature, car celui-ci selon les lois d'économie animale, se porte toujours où il y a défaut, afin de conserver la faculté motrice dans l'universalité des laboratoires, c'est ainsi qu'on obtiendra le véritable moyen de soigner l'équilibre dans le partage de la vitalité, et c'est par une telle démarche que les fonctions vitales et naturelles poursuivront leur parfait exercice. Cependant, il faut beaucoup de soin pour jouir de ce régime salutaire, par exemple, c'est le matin, après le déjeuner qu'il convient de se promener, sans déterminer des bornes régulières, afin de pouvoir quelquefois exciter au delà de l'ordinaire les organes agissant par habitude, mais pour cela il faut toujours avoir des égards suivant la constitution particulière de l'être vivant et sans imaginer aucun effort à cause que, par la fatigue, le fluide vital serait transporté en quantité surnaturelle dans les parties du corps assujetties à un tel objet, et en conséquence, selon sa première prérogative ce fluide sera au détriment à l'universalité des autres. Voici le cas où, par le traitement de la médecine naturelle, il est en notre pouvoir de corriger les indispositions par les effets de la distraction tant recommandée à la personne fort occupée, dans le but de maintenir la distribution naturelle du principe vital relativement à la capacité des solides, et surtout dans la marche des affaires essentielles, lesquelles travaillent constamment à la destruction de ce principe, car elle est toujours relative en proportion de l'activité des organes dont, par un consentement direct entre ceux destinés aux facultés intellectuelles et celui de la digestion, il résulte que ce dernier laboratoire devenant vicié, donnera des produits imparfaits. En conséquence, l'aliment qui doit former tous les fluides du corps vivant de même que le vital qui est indispensable à leur préparation particulière sera dégénéré. La promenade peut donc réparer aux désordres qui doivent nécessairement troubler l'existence des êtres, et pour un si important objet il nous reste à remarquer que, dans le courant de la journée, il est impossible de fixer une autre heure pour se promener, à cause qu'un très-long temps est nécessaire pour opérer la digestion, lequel est même le plus souvent irrégulier, selon le tempérament des individus; par conséquent, après le dîner on doit renoncer aux exercices trop fatigants, tandis qu'il est salutaire de se promener lentement et par interruption.

De la société. Elle sert à nous persuader que tout le monde est un même pays; et que l'homme de bon compte sent bien qu'elle ne réussira à égayer qui que ce soit, puisqu'on ne s'occupe pour l'ordinaire que des malheurs. Néanmoins, il faut s'y lancer pour donner du relâchement aux facultés morales plus ou moins tendues selon la carrière de chaque individu. Ainsi, d'après ces deux prérogatives du fluide vital, on rétablira son partage naturel aux laboratoires auxquels il fut dérobé par les occupations habituelles; de façon que, malgré soi, il faut tolérer les adversités inévitables qui se présentent dans la société où, en vérité, les opinions le plus souvent dissemblables excitent au point d'avoir à tomber dans le contraste, que par égard ou par civilité on est forcé de simuler; ce qui agit en qualité de cause incitative pour enlever le principe vital aux organes où il est en excès, et le transporter, selon les lois d'économie animale, dans ceux où il est en défaut; en conséquence, le but de cette démarche tend constamment à diriger le fluide vital suivant sa distribution naturelle. La vie sociale qui égaye l'individu grossier jusqu'à le porter aux excès, produit au contraire de l'ennui ou de la crainte dans la personne spirituelle et impressionnable, pour laquelle, cependant, toute espèce de désordres n'est pas inutile, puisqu'il enlève de la vitalité aux organes qui agissent au delà des autres, et qui forment le tempérament très-sensible. En outre, les événements funestes, selon la marche de curieux, dans les sociétés sont généralement très-familiers ou recherchés par habitude, et spécialement les plus touchants pour l'être respectable, au point de l'inquiéter. Voici un frein artificiel qui est infaillible, en ce qu'il occasionne de la contrainte, jusqu'à exciter une force étonnante ou comme miraculeuse, et propre à faire supporter le chagrin, sans que l'on éprouve de dommage ; par exemple, si l'on a un parent ou un ami atteint de maladie dangereuse, on se soutient, même en oubliant le manger, le coucher et quelque diversion que ce soit, la circonstance fâcheuse se terminera sans que l'on remarque de préjudice dans la santé. C'est vraiment par cette sorte de souci que la marche de l'être spirituel dérobe sans cesse le fluide vital à l'universalité des organes qui composent le corps vivant, et qui se rendent, par-là, moins agissants, au point que les fluides d'entretien seront épargnés, et la sensibilité sera diminuée, jusqu'à pouvoir tolérer l'intempérie et la fatigue ; en effet, l'amoureux, le fou, ou, dans plusieurs cas la personne chargée de quelque importante affaire, supportent sans en souffrir, et même sans s'en apercevoir toute espèce de causes incitatives ; et c'est pour ce motif que les médecins prescrivent des voyages, des bains étrangers aux valétudinaires pour les faire tomber dans les contrariétés, en vue du bien-aise que par habitude ils exigent. Ces distractions désagréables détournent le principe vital de l'organe constamment disposé à procurer dans les êtres vivants des loisirs imaginaires, et, de même elles diminuent la souffrance continuelle des incommodités exagérées par crainte, et beaucoup trop écoutées par l'oisiveté. De plus l'individu dovitieux ne trouve jamais les aliments de son goût, le vin est mauvais, le pain est détestable, etc., ce qui, cependant en voyage, dans les auberges, paraît d'excellente qualité, et effectivement au retour à la ville, on remarque dans les valétudinaires, un embonpoint éclatant; et cela pour avoir abandonné ses habitudes ou la crainte d'une maladie supposée, et qu'on redoute toujours qu'elle n'ait bientôt à se déclarer.

Récapitulation. Parmi ces régimes, on reconnaîtra de l'extravagance à supporter *des habits* pesants, et pendant l'été aussi contraires à sa propre imagination, quoique, par habitude, je ne m'en aperçoive pas, même en parcourant les rues ou les environs de la ville pour visiter les malades. Il faut être de bon compte, que le soulagement véritable se réduit à avoir la respiration libre lorsqu'on étouffe par la grande chaleur, car, se dégarnir, c'est porter un préjudice non douteux à la santé, puisque, par cela, on détruit les garanties obtenues par l'habillement qui nous tient à portée de braver l'action de l'atmosphère, surtout dans ses changements tant désirés en été, et singulièrement de jouir des courants d'air. Cette circonstance est fort usuelle dans les femmes qui ont besoin de l'éventail, même dans l'hiver. Cependant, l'importance des frivolités pour leurs habillements ne doit pas les faire varier dans ce qui est établi pour les hommes; d'abord que, dans le sexe féminin, la mode en impose ; néanmoins on se gardera bien de troubler la méthode des habits en laine, qui doivent toucher immédiatement l'organe de la peau externe. Pour *les aliments* il est essentiel de fixer l'intervalle dans les repas, mais il n'est pas nécessaire d'avoir égard à la qualité, parce qu'il ne faut pas se rendre esclave de l'opinion fausse de quelques individus, au point de renoncer à l'usage des substances que l'on choisirait de préférence. Je ne conçois pas comment il puisse exister dans la société des personnes qui se vantent de leur parfaite santé et de leur bravoure imprudente, pendant que continuellement elles suivent des régimes qui ne devraient avoir lieu, si elles sont véritablement bien portantes. En outre, je suis bien surpris de l'audace de ces valétudinaires qui donnent encore des éloges aux officiers de santé qui les ont guéris, tandis qu'ils sont forcés, tous les jours, de prendre quelque médicament de précaution. Cette démarche serait tout à fait inutile, si la maladie était terminée, et même on devrait congédier le médecin et ne plus en parler. Si celui-ci tient à essayer toutes les méthodes de guérison, qui, selon la mode, se présentent, il prouve qu'on n'a pas encore réussi à connaître un régime suffisamment avantageux. A ce propos, l'observation nous démontre qu'avec toutes les nouveautés depuis plusieurs siècles imaginées, à l'objet de soigner les êtres vivants, on n'a pas encore obtenu d'améliorer le traitement des maladies pour assurer une parfaite guérison ; et cela dépend de ce que la base certaine, pour une marche aussi importante, est encore inconnue par les médecins qui n'envisagent pas que le moteur principal et unique des opérations naturelles du corps, est particulièrement appuyé au degré de vitalité qui tient des organes ou des laboratoires dans une spéciale activité, et laquelle est en notre pouvoir de maîtriser; moyennant les deux prérogatives du fluide vital qui agira, selon la volonté du ministre de la nature, par des incitations appropriées dans le but de pouvoir diriger ce fluide, afin de le détourner de son partage égaré ou non naturel, c'est-à-dire de le rétablir suivant la capacité des solides; ce qui doit corriger toute sorte de maladies, ou du moins on obtiendra sûrement de calmer les souffrances, sans masquer des indispositions, selon l'habitude des régimes modernes qui avec éclat paraissent inspirer de la confiance, mais qui ensuite tiennent le corps vivant dans un état valétudinaire plus ou moins déclaré. Il semble incroyable qu'on s'imagine que, parmi les êtres vivants, on puisse trouver des individus assez dociles pour se livrer aux différents régimes que la nouveauté nous offre; et cette bonhomie parvient au point de hasarder des précautions vraiment ridicules pour la société où, avec une mine de maladif, on comble déloges le traitement médical sans cesse adopté et aveuglément poursuivi, sans pouvoir enfin prédire une époque pour la parfaite guérison. Maintenant sous une foule de malaises l'être craintif attend le succès heureux, et supporte tout cela sans manifester d'impatience, laissant ainsi la médecine d'observation de nos ancêtres, laquelle se réduit à répéter pour toujours *medicina tota prudentia est*, savoir : qu'on doit soigner uniquement les dispositions de la nature, comme il arrive dans les régions dépourvues de médecins; car l'auteur de l'univers a décrété l'existence des êtres, et c'est avec leurs garanties qu'il protége le corps vivant pour son véritable bonheur : et au contraire par l'abus des remèdes on sera continuellement dans l'état de valétudinaire, avec la persuasion de se croire fortuné, car l'officier de santé, qui est empressé d'alléger les incommodités selon la grande confiance de sa méthode, peut bien assurer la personne souffrante que sans le régime par lui prescrit, elle souffrirait davantage ; tandis que ce même régime servira, en outre, de frein aux indispositions qui sans cela pourraient devenir beaucoup plus dangereuses. Pour *le sommeil*, c'est dans la nécessité du repos, en raison de l'exercice journalier des fonctions vitales et naturelles. Pour *la promenade* et pour *la société* enfin, quoique avec répugnance, il faut s'y livrer, parce que les contrariétés, qu'on y éprouve inévitablement, portent une distraction évidente et désirable, surtout à la personne à grandes affaires; car autrement elle pourrait tomber malade, ou se trouver indisposée. Et c'est le cas sans doute dangereux auquel sont spécialement assujettis les êtres spirituels et par conséquent les plus respectables, dont le sage raisonnement ne peut pas manquer ; cependant, ils ne parviendraient pas à rendre totalement heureuse leur carrière, vu que ces individus vivent constamment dans la crainte des malheurs. Un tel désordre, qui paraît invincible, dépend du transport surnaturel du fluide vital dans les organes établis, pour se ressentir des effets des contrariétés ou des passions de l'âme ; de façon que, selon les deux prérogatives de ce fluide il ne faut pas s'abandonner au désespoir, ni perdre courage, parce que le bienfait des distractions, qui plus ou moins doivent détourner le principe vital, est uniquement dirigé à corriger la disposition vicieuse. Il est bien vrai que nos efforts semblent vains dans une telle démarche, mais il est reconnu que, par ce régime, on peut supporter la tristesse plusieurs années, sans en tomber victime, jusqu'à raccourcir ses jours ; sauf le cas des individus qui, par défaut de confiance en des avertissements salutaires, bravent les sages conseils, et se donnent au hasard ; en sorte que la personne, qui se livre aux distractions pour obtenir du soulagement, ne perdra pas de temps, surtout, si c'est avec les précautions raisonnables et appuyées sur la médécine naturelle : savoir, les aliments choisis suivant le tempérament et l'âge, la diète jamais trop rigoureuse, les évacuations du bas-ventre toujours libres, pour se débarrasser des substances indigestes; car les opérations de l'estomac ou des intestins, dans les êtres atteints par quelque affection morale, sont le plus souvent imparfaites. En effet, l'observation nous montre que l'homme oisif tombera victime du chagrin, tandis que l'individu préoccupé sera sauvé, sans quoi, sur la généralité des populations agissantes, les deux tiers au moins seraient perdus, et avec un préjudice de grande considération, en raison de leur charge spéciale pour le soutien et pour la conservation des êtres, dont, entre autres, de ceux qui, par décret suprême, sont tenus de maîtriser les différentes circonstances, surtout les plus essentielles à l'entretien du corps vivant. Finalement, le régime infaillible pour ne pas tomber malade, consiste dans l'usage des habits particuliers qui touchent immédiatement la peau, où la nature a établi le couloir critique des produits vicieux qui résultent de la marche plus ou moins régulière des fonctions vitales et naturelles, et où, selon les lois d'économie animale, ils se transportent d'après l'incitation occasionnée par la friction de la laine, à cause que celle-ci excite l'activité de l'organe y assujetti, c'est-à-dire de la peau externe; en conséquence, selon sa deuxième prérogative, le fluide vital s'y porte particulièment pour y établir le procédé de maturation, et c'est par là que nous avons une crise continuelle à nous délivrer de toutes sortes de matières morbifiques qui se trouvent dans l'universalité du corps. Le régime des frictions, pour attirer du principe vital, est reconnu salutaire dans le soulagement qu'éprouvent les hypocondriaques, les mélancoliques et les fous au moyen des bains composés. Le but du magnétisme tend à mettre l'individu dans l'état de somnambule, par les incitations extérieures qui enlèvent le fluide vital en quantité surnaturelle aux organes établis pour favoriser la tristesse.

TRAITEMENT D'APRÈS NATURE

POUR CORRIGER

LES INDISPOSITIONS ACCIDENTELLES,

OU

DÉMARCHE UNIQUE POUR RÉTABLIR LE PARTAGE NATUREL DU FLUIDE VITAL, TROUBLÉ PAR INADVERTANCE.

L'être vivant est sans cesse maîtrisé par des causes incitatives qui l'entourent, et qui agissent en dérobant aux organes y assujettis le fluide vital, lequel, selon sa première prérogative, causera un préjudice certain à l'universalité des autres. Ce désordre, lorsqu'il est supportable, on doit le tolérer avec des soins relatifs aux occupations journalières; savoir, le repos du physique et du moral, la diète raisonnable, les boissons chaudes et les lavements pour faire évacuer les substances indigestes. A cet effet, les hôpitaux ont des gardes-malades suffisamment instruits et autorisés à retirer et soigner quelque individu que ce soit; d'abord, on lui change la chemise, et on le couche dans un bon lit que, selon la saison, il faut chauffer et parfumer avec des fleurs de camomille ou du sucre; dans le courant de la première journée, on lui donne pour boisson ordinaire le thé de tilleul, trois soupes, et un lavement au soir. Maintenant il ne convient pas de faire des interrogations ou des observations au malade sur la qualité des prescriptions auxquelles il doit se soumettre; par exemple, on lui donnera le thé de tilleul, sans demander s'il a soif, et à la dose de cinq à six tasses à café dans les vingt-quatre heures; s'il aura soif davantage, il faudra mettre un gros verre de la même tisane froide à côté de son lit, afin qu'il s'humecte la bouche lorsqu'il souffre d'aridité; cette dose doit servir pour le jour, et une autre sera préparée pour la nuit. Si le bonheur veut que le malade transpire, il convient de ne pas lui changer la chemise pour trois jours, même dans le cas de grandes sueurs. Les soupes seront au nombre de trois, sans demander s'il désire de les prendre, et, de plus, il faut faire attention que le malade ne les jette par répugnance : ce régime de subsistance est toujours nécessaire pour conserver les forces à la personne indisposée, afin que la nature puisse agir; et, en outre, on empêche par là la dégénération du sang, car il doit se renouveler tous les jours, et cela est clair, puisque, selon les lois d'économie animale, en raison du travail de la nature, les fluides d'entretien se consomment, et les laboratoires établis pour la nourriture se tiennent à bouche ouverte pour en recevoir d'autres. Enfin le lavement du soir sera ordonné sans demander au malade s'il a évacué. Pour la deuxième journée, on s'en tient à l'usage des tablettes d'ipécacuana dont, en proportion du succès, on passera jusqu'à la dose de 15 grains, et consécutivement la même boisson, les trois soupes, et un lavement au soir. Pour la troisième journée, on ordonnera un petit purgatif avec du bouillon aux herbes, qu'il faut boire à grandes doses. Cela posé, la guérison en général est assurée, et par ce simple régime, les deux tiers au moins de malades sortent guéris sans avoir vu un médecin; du moins il est bien rare qu'on l'appelle. Cette démarche est sans doute heureuse, par la raison qu'on donne le temps à la nature prévoyante de pouvoir agir, pour débarrasser des substances viciées les organes destinés à opérer la digestion; d'ailleurs le fluide vital, selon la deuxième prérogative, pourrait, d'après une telle incitation surnaturelle, se transporter en quantité au delà de l'ordinaire où il y a du désordre; par là on évite de fatiguer les laboratoires alimentaires qui doivent servir sans cesse à une opération beaucoup plus importante que toutes les autres, puisqu'il s'agit du soutien journalier des êtres vivants, c'est-à-dire de la subsistance. Cela posé, le principe vital, n'ayant point d'incitations accidentelles, doit de préférence se porter dans les organes établis pour son séjour particulier; par conséquent, les fonctions naturelles se rétabliront, selon leur activité, dans le but surtout d'exciter davantage l'universalité des laboratoires qui furent en oubli; car la nature travaille constamment à réparer aux désordres. Ainsi, de ce régime de précaution il résulte, que l'on soigne la marche de cette mère bienfaisante, ce qui de même arrive, lorsque par des incitations artificielles on détournera le fluide vital de la localité viciée, lequel, sans aucun autre soin particulier, se portera directement où est son séjour privilégié; savoir, dans les organes vitaux. D'après tout cela, si les indispositions s'y présentaient avec éclat à craindre d'une maladie sérieuse, on peut sans faute les corriger en ajoutant, au traitement susdit de la première journée, les fomentations chaudes et humides pour calmer les parties douloureuses si la souffrance tient à la tête, on mettra les fomentations aux pieds. En attendant, il faut se persuader qu'il est inutile de s'alarmer sur la qualité de la maladie violente, car la nature n'a jamais tué personne; et, en effet, l'auteur de l'Univers a pourvu par des garanties à ce que le corps vivant puisse subsister. Lorsque, dans la deuxième journée, on n'a pas obtenu de soulagement, il est nécessaire de répéter le même régime, en ajoutant un vésicatoire au bras droit si la souffrance persiste à la tête, et aux cuisses si elle est à la poitrine ou au bas ventre. Cependant, il ne faut pas oublier la boisson ordinaire de tilleul, les trois soupes et le lavement du soir. Quand les incommodités à la fin de la troisième journée ne cessent pas, cela prouve que l'individu s'est porté au comble du malheur par des bravades imprudentes, par des démarches inconsidérées, ou par des régimes médicaux beaucoup trop hardis, jusqu'à détourner les dispositions constamment salutaires de la nature ; alors la personne se trouvera tellement accablée du mal, que ce sera le cas de faire appeler le médecin, en lui présentant cet opuscule pour qu'il examine ce qui tient à l'exploration du pouls, et que, selon la pratique, il puisse décider sur les pronostics à envisager.

Lorsqu'on reconnaît une espèce de célérité à l'instant que la pulsation doit activer la courbure, et ne l'achève pas, et ne dilate pas même les parois de l'artère selon l'ordinaire; mais qu'au contraire, d'autres pulsations recommencent tout à l'heure, de manière qu'elles paraissent plus nombreuses qu'au naturel, très-rapprochées l'une de l'autre et incomplètes, au point qu'on ne peut pas les distinguer. Le pouls *accéléré* indique, que les organes vitaux travaillent avec véhémence, sont très-agissants, vu le consentement général des solides qui les composent, avec ceux des organes affectés par quelque irritation extraordinaire, soit morale, par exemple, la terreur ou une chose impromptue, soit physique comme serait l'exercice violent.

Lorsqu'on reconnaît une pointe qui achève la plus grande hauteur de la courbure, ce qui est propre au pouls externe et mou avec l'étendue de la pulsation plus élevée qu'au naturel, et en même temps du pouls supérieur, à cause que la force propellante, ayant surmonté les obstacles, agit avec aisance. Le pouls *aigu* indique, que l'organe de la peau externe est presque dépouillé de la matière morbifique, occasionnée par le froid, puis faute de précaution, ou surtout par le venin de quelques efflorescences, à motif que le procédé de maturation est presque achevé, et les couloirs critiques établis ou par la sueur, ou par les efflorescences.

Lorsque l'étendue de la pulsation est plus longue que dans le pouls naturel, par rapport à son élévation ordinaire. Le pouls *allongé* indique, que la digestion des aliments est tellement en désordre, que la consistance dans les fluides, et la vigueur dans les solides sont en défaut, au point que les premiers pourront passer dans des vases en état de santé impénétrables.

Le pouls *bon*. Voyez le pouls naturel.

Lorsque le coup de la pulsation agit avec un sens de bruit sous les doigts; pouls toujours véhément jusqu'à étendre les parois de l'artère au delà du naturel, et de les élever à une courbure extraordinaire. Le pouls *bruyant* indique, que la circulation du sang est interrompue par la compression de quelque organe, occasionnée par une chute, ou par un coup de maladresse.

Lorsque le pouls est petit, interne, d'abord intermittent, ensuite plus vite et plus fort qu'auparavant; de manière que la pulsation, qui suit l'intermittence, paraît comme coupée en deux, et que la seconde partie est plus élevée et revient sur l'autre, comme les chèvres qui, voulant sauter, s'arrêtent, font un effort, et semblent se replier sur elles-mêmes. Le pouls *caprizant* indique, que le procédé de maturation de la matière morbifique dans quelque organe enlève le fluide vital destiné à l'entretien de tous les autres, et particulièrement de l'estomac, où les aliments sont altérés par leur séjour beaucoup trop long.

Lorsque la colonne de sang cède à la pression modérée des doigts. Le pouls *cédant* indique, que le procédé de la digestion est en désordre, par conséquent, ses produits sont de peu de considération, entre autres celui du sang, et celui du fluide vital.

Lorsque dans l'ordre naturel des pulsations et dans une seule distension, on en reconnaît quelques-unes altérées à cause de leur fréquence, et vu l'égalité et l'inégalité des intervalles avec lesquels elles se suivent, et la proportion, l'ordre, la régularité, le désordre et l'irrégularité qu'elles ont. Le pouls *collectif* indique, qu'il y a quelque incitation très-légère et capable de troubler par intervalle les opérations en général de tous les organes.

Lorsque les pulsations au lieu d'accomplir leur étendue naturelle, recommencent avec incertitude et avec impatience, ce qui les fait paraître plus fréquentes qu'au naturel. Le pouls *contract* indique, que quelque organe souffre d'incitation très-forte, au point de tomber dans l'état de spasme universel.

Lorsque l'artère semble attachée à deux points fixes qui la tiennent tendue, avec les parois résistantes à la compression des doigts, même à empêcher sa courbure ordinaire, qui disparaît soudainement, cependant on a le temps de ressentir deux ou trois coups inégaux dans la même pulsation. Le pouls *convulsif* indique, que l'incitation surnaturelle dans quelque organe est violente à pouvoir le faire passer en état de spasme, dont, vu le consentement des solides, se ressentent tous les autres, ce qui forme une convulsion universelle.

Lorsque l'étendue de la pulsation est plus raccourcie que dans le pouls naturel, eu égard à son élévation. Le pouls *court* indique, que l'organe de la peau externe est en état de spasme par l'incitation du froid, pris faute de précaution, ou bien rarement par le séjour de quelque matière morbifique, ce qui cause de sa lenteur dans ses fluides d'entretien, et conséquemment des dépôts.

Lorsque les pulsations paraissent plus nombreuses que dans l'état naturel, savoir: qu'elles ne s'achèvent pas, mais qu'au contraire elles recommencent avec impatience, en sorte que la courbure disparaît presque entièrement. Le pouls *crebre* est fort important, car il annonce des désordres de considération occasionnés par une incitation très-vive, très-douloureuse et surtout si elle est opiniâtre.

Lorsque le pouls est fluide, mou, non résistant, avec la courbure obtuse et peu élevée, et que les pulsations soient plus fréquentes qu'au naturel, ce qui annonce la fin du combat où la nature doit vaincre ou succomber. Le pouls *critique* indique, que le procédé de maturation de la matière morbifique, quelle qu'elle soit, est activé, ou avantageusement, ou non; c'est au sphygmique à pronostiquer. Le pouls critique est toujours accompagné et précédé du pouls développé: lorsqu'il a été convulsif, et non critique pendant les premiers temps d'une maladie, devient développé ou critique, c'est toujours, ou presque toujours un fort bon signe. Toute sorte d'excrétion est une crise. On appelle crise tout changement qui arrive à une maladie. On dit aussi qu'il y a crise dans une maladie, lorsqu'elle augmente ou diminue considérablement, lorsqu'elle dégénère en une autre maladie: la crise est un changement de la maladie en mieux, ou en pire. Dans les crises la nature ne travaille qu'à se délivrer de l'embarras qui l'afflige; son action se répand quelquefois sur plusieurs organes ensemble: le pouls est une espèce d'écho qui répète tous ces tons, tous ces mouvements de la crise: sa voix appelle l'art au secours de la nature, il lui assigne le quartier où elle a besoin de son aide; il lui marque même le service qu'il attend de son zèle. Enfin un remède produit toujours un bon effet sur le pouls, lorsqu'il le développe et le rend excréteur, ou qu'il rend simple et critique un pouls qui était compliqué et non critique: l'événement des maladies, on peut juger, s'il sera favorable ou fâcheux, suivant que les pouls critiques et non critiques prévalent plus ou moins l'un sur l'autre; car il est assez rare que deux pouls excréteurs aient autant de force l'un que l'autre; il arrive que l'un l'emporte sur l'autre, au moins pour un temps: et l'excrétion qui annonce un pouls plus fort et plus constant que l'autre, arrive avant celle qui est annoncée par le moins fort et le moins constant: c'est ainsi que de deux douleurs survenues en même temps, et non en même lieu, la plus forte fait évanouir la plus faible: or, ce degré supérieur de force dans un pouls, qui fait cesser pour un temps considérable l'effet de l'autre, se trouve le plus souvent dans celui qui s'est montré le premier, surtout s'il a été seul pendant un jour ou environ: cependant, celui qui lui succède, revient quelquefois plus fort, et empêche ou retarde au moins la crise du premier.

Lorsque la pulsation est laborieuse, et qu'on reconnaît la force de propulsion très-impétueuse dans la partie postérieure de la courbure, tandis qu'elle tombe très-promptement dans la partie antérieure. Le pouls *croissant* indique, qu'il y a trop de vigueur dans l'organe du cœur et dans ses parties contiguës, en détriment de l'organe de la peau externe, au point d'y occasionner de la lenteur ou des engorgements:

Lorsqu'à cause de l'abondance du sang la portion de l'artère qui forme le pouls est remplie dans toute son étendue, de manière qu'elle prend sa figure naturelle, savoir: la cylindrique. Le pouls *cylindrique* rassure, que le procédé de la digestion ne se fait pas comme à l'ordinaire, mais avec une activité surnaturelle, ce qui produit abondamment du sang.

Lorsque les pulsations sont suspendues au point de disparaître, ou de ne s'expliquer que légèrement, et qu'en même temps le pouls est petit et faible. Le pouls *en état de défaillance* prouve, qu'il y a indication des syncopes ou accès de lipothymie, qui proviennent du spasme très-violent aux organes établis pour le séjour du sang, tandis que les autres parties du corps manquent de vitalité, de façon qu'on reconnaît la nécessité des frictions et des substances incitatives.

Lorsqu'on reconnaît que les pulsations sont plus petites par progression vers la partie postérieure de la courbure, même à faire disparaître le coup du sommet, tandis que le pouls est petit, un peu fréquent, interne, faible et souvent fluide. Le pouls *descendant* indique, qu'il y a de la matière morbifique dans l'estomac, au point d'y empêcher les fonctions naturelles, avec un détriment sensible dans les autres organes.

Lorsque les parois de l'artère se dilatent, s'étendent, sont flexibles, molles, sans aucune incitation, avec la force de propulsion libre et plutôt aisée. Le pouls *développé* indique, qu'on est certain des obstacles surmontés, la nature a gagné la bataille. Il faut regarder ce pouls comme une condition nécessaire pour que la crise soit complète et heureuse; il est toujours d'assez bon augure, pourvu qu'il se soutienne pendant un certain temps; si ces pulsations sont régulières en tout, et par leurs distances, et par la force de l'artère, alors il n'annonce qu'une disposition aux évacuations en général, et non point à quelque évacuation particulière; la préparation des humeurs qui seront la matière de l'excrétion critique, se fait dans ce temps-là, mais l'organe par lequel l'excrétion va se faire, n'est pas déterminé. Le pouls ne demeure pas longtemps dans cette indécision, surtout dans les maladies qui parcourent promptement leur période; à peine se montre-t-il dans quelques-unes de ces maladies; c'est dans leur milieu, ou dans leur état, qu'on l'aperçoit ordinairement. S'il arrive que les excrétions, qui semblent critiques, ne soient pas précédées du pouls développé, et, ce qui est encore pire, qu'elles se fassent avec le pouls d'irritation, alors il y a tout à craindre.

Lorsque le pouls est faible, petit, interne, moins fréquent et moins courbé qu'au naturel, avec une figure triangulaire au sommet de la courbure; pouls dont le caractère principal est dans le coup, car il y a des pulsations où l'on en reconnaît deux : ce pouls est appelé *bisferiens*, c'est-à-dire, frappant deux fois; la pulsation semble divisée en deux, et donne deux coups dans le même temps où elle en devrait donner aucun; la seconde distension commence avant que la contraction ait été entièrement terminée. Le pouls *dicrote* indique, que quelque incitation surnaturelle et opiniâtre enlève le fluide vital destiné à l'entretien de l'universalité des organes, dont les produits sont de peu de considération, si le sang principalement est en défaut de sa cohésion, au point de pouvoir passer dans des vases fort petits, et même déborder, ce qui occcasionne les hémorragies. La cause du décrotisme provient aussi de la différente température des humeurs dans différentes portions d'artère; il arrive alors qu'il y a collection d'excréments et beaucoup de chaleur; la première cause exige l'augmentation des contractions, l'autre la vitesse et la grandeur des distensions, de façon que ces deux mouvements se combattent, et tâchent s'il est permis d'exprimer ainsi, d'empiéter l'un sur l'autre; à peine la distension est-elle commencée, que la contraction veut se faire; elle interrompt la distension; mais si la chaleur est très-forte, elle obligera la distension de recommencer, et de là les deux coups dans l'espace de temps où il devrait n'y en avoir qu'un. Lorsque les extrémités artérielles sont fortement obstruées; alors le sang obligé de refluer élève l'artère deux fois de suite, et fait par là le dicrotisme.

Lorsqu'on reconnaît le diamètre de l'artère étendu au delà de l'ordinaire sans gêne, et sans obstacle, pour le mouvement naturel du sang. Le pouls *dilaté* indique, qu'il y a un organe beaucoup trop agissant en défaut des autres, ce qui amène le dépérissement de toute la machine.

Le pouls *diminué;* voyez le pouls descendant.

Lorsque dans l'action par laquelle l'artère doit achever sa dilatation naturelle, et former le sommet de la courbure, le coup de la pulsation rétrograde, puis s'encourage de nouveau, et achève la pulsation entière, mais avec la courbure élevée moins qu'au naturel, pouls qui est souvent petit, interne et faible. Le pouls *divisé* indique, que le procédé de la digestion est accéléré; par conséquent ses produits, entre autres le fluide vital, sont de peu de considération.

Lorsque les parois des artères soutiennent la pression modérée des doigts, et qu'en même temps on reconnaît aussi que la colonne du sang n'est point cédante à la pression susdite; on est sûr qu'il y a eu abus de vin et de liqueurs pendant l'exercice violent, les veilles, etc., enfin débauche en gourmandise. Le pouls *dur* est souvent à craindre, parce qu'il signifie un état convulsif, une inflammation considérable, une d uleur vive, une affection spasmodique ou de grands embarras.

Lorsque la pulsation s'explique avec une élévation considérable dans sa hauteur, eu égard à sa longueur naturelle. Le pouls *élevé* indique, qu'il y a une obstruction ou un dépôt dans quelque organe.

Lorsque les parois de l'artère se resserrent plus qu'au

naturel, ce qui forme le pouls presque interne, avec des pulsations embrouillées ou gênées, surtout pour étendre les parois susdites et de manière que le sommet de la courbure s'explique moins superficiel qu'à l'ordinaire. Le pouls *embarrassé* indique, qu'il y a un organe beaucoup trop agissant au détriment de l'universalité des autres, et au point d'occasionner de la lenteur dans leurs fluides, et former ainsi des obstacles à la circulation du sang.

Lorsque l'artère est moins dilatée qu'à l'ordinaire, et qu'en même temps on observe de l'irritabilité et de la vigueur surnaturelle dans ses parois. Le pouls *étroit* indique, qu'il faut saigner, quoique le sang ne soit pas trop abondant, parce qu'il agit avec gêne par le spasme de l'organe de la peau externe occasionné par le froid pris faute de précaution, ou par quelque autre obstacle.

Lorsque le pouls a les caractères de petit, faible, interne, avec la courbure fort peu distincte, ou que le coup se soutient avec impatience, et souvent tombe perpendiculairement, ce qui fait paraître de la fréquence non naturelle. Le pouls *exigu* indique, que le cœur et ses gros vases contigus manquent de leur vitalité ordinaire, de même que l'estomac, au point que la digestion ne fait aucun progrès; mais au contraire les aliments en séjour servent d'incitation surnaturelle.

Lorsque la dilatation des parois de l'artère est au delà du naturel, et que ces parois sont molles, flexibles et cédantes, même à reconnaître l'onde du sang comme superficielle, sans obstacle dans son action libre et dans son élévation, où il y a la force de propulsion qui s'étend antérieurement au delà de la courbure en forme de coup oblique. Le pouls *externe* indique, que la matière morbifique est placée dans l'organe de la peau externe qui est le couloir critique que la nature a choisi pour toute espèce de maladies; et dans ce cas si on souffre en même temps quelque sensation douloureuse dans les parties internes du corps, nous pouvons être sûrs qu'elles n'auront pas mauvaise suite. Outre les signes que ce pouls présente au médecin pour connaître la maladie et en pronostiquer l'issue, il lui fournit des indications pour placer avantageusement les remèdes; c'est une maxime reçue chez les praticiens chinois, que lorsque le pouls est externe, facile à sentir en posant simplement le doigt, il faut faire suer le malade; et lorsqu'il est profond et comme rentrant, il faut purger.

Lorsqu'on reconnaît affaiblie la force du sang qui doit secouer les parois de l'artère, et que celles-ci manquent de vigueur pour le repousser. Le pouls *faible* indique, que la vigueur indispensable à la conservation du corps vivant est diminuée, de manière que toutes les fonctions naturelles sont retardées, et particulièrement celle de la digestion.

Lorsque le pouls a quelque caractère non naturel, savoir que le mouvement du sang se soutient avec impatience, ou avec fatigue, ce qui ne provient d'autre chose que des efforts que la nature fait pour surmonter les obstacles, lorsqu'elle ne peut pas se soutenir par défaut de vigueur, ni achever la pulsation, mais qu'elle est forcée d'en recommencer une autre, ce qui fait paraître de la fréquence au delà du naturel, laquelle, parmi les amateurs de médecine, est toujours considérée pour le principal indice de la fièvre. Le pouls *fébrile* indique, qu'il y a certainement du désordre plus ou moins considérable dans quelque organe du corps humain.

Lorsqu'on reconnaît un sens de fluidité ou de mollesse non naturelle au delà de la courbure, vers la continuation antérieure de l'artère qui paraît plus allongée, de manière que la hauteur de la pulsation diminue en proportion que la longueur augmente. Le pouls *fluide* indique, que le couloir critique pour que la nature puisse se débarrasser de quelque matière morbifique que ce soit, est établi; mais il peut l'être de deux manières, ou avec le pouls propellant, et par conséquent très-avantageux, ou avec le pouls répellant qui est une marque de dépérissement de la machine.

Lorsque le pouls est fort petit, avec la pulsation tardive languissante, toujours irrégulière et imparfaite, n'ayant qu'une distension, ou bien avec plusieurs pulsations dont le coup se fait avec impatience, et tombe rapidement, presque perpendiculaire, et si dans le même temps on observe que le mouvement du sang paraît une fourmi lorsqu'elle se promène, et fait des efforts pour se mouvoir. Le pouls *formicant* indique, que le procédé de maturation de la matière morbifique, quelle qu'elle soit, travaille sans aucun avantage, car il est nuisible aux autres fonctions naturelles, au point que leurs produits sont tout à la fois insuffisants pour réparer les dépenses à un tel objet indispensables.

Lorsqu'on reconnaît un excès de vigueur dans l'impulsion du sang contre les parois des artères et qu'il en est vigoureusement repoussé, l'individu ne pourra pas nier d'avoir fait des mouvements physiques trop violents. Le pouls *fort* indique la forte contraction musculaire du cœur, où il y a un concours abondant de fluide vital, une grande quantité de sang, enfin le bon état des sécrétions et de la circulation.

Lorsque les pulsations sont plus fréquentes qu'au naturel, pouls que les amateurs ignorants de la sphygmique appellent fébrile, car ils placent toujours la fièvre dans sa fréquence surnaturelle, tandis qu'elle ne provient que d'une opération avec effort plus ou moins violent que la machine du corps humain fait pour se délivrer de quelque produit non naturel. Le pouls *fréquent* indique, qu'il y a une incitation extraordinaire dans quelque organe, au point de le fatiguer ou de le faire travailler avec effort, par exemple, la pression d'aliments dans l'estomac, l'enfant dans la matrice, besoin d'évacuer, exercice violent dans les muscles; les égards qu'on pourrait avoir en tâtant le pouls serait de ne pas s'effrayer d'un pouls lent dans un grand homme et d'un pouls un peu vite dans un petit, parce que la vitesse du pouls est pour l'ordinaire en raison inverse de la grandeur; dans un vieillard est naturellement assez lent et faible, il ne bat que deux ou trois fois entre chaque respiration; si le contraire arrive, c'est maladie; mais quand, dans un vieillard, le pouls se trouve fort vite, mais en même temps sautillant et comme inquiet, tout ce qui reste de force à cet homme est en dehors, il n'en a plus au dedans, il n'ira pas plus loin. L'excès de vitesse dans le pouls indique un excès de chaleur : elle est modérée si le pouls bat six fois dans un adulte pendant une respiration; elle est très-considérable s'il bat sept; le danger est fort grand s'il bat jusqu'à huit fois; et le malade expire s'il y a un plus grand nombre de battements. La lenteur est un signe de froid; à mesure qu'elle augmente, elle dénote un froid plus grand et un danger plus pressant, au point que, si pendant deux respirations le pouls ne bat qu'une fois, la mort est prochaine. Cinquante pulsations égales et sans intermittence sont un signe de santé; si le pouls s'arrête avant d'avoir battu cinquante fois, il n'est pas naturel; il indique une maladie d'autant plus grave que le nombre des battements après lesquels il s'arrête est plus petit. Si au bout de cinquante battements le pouls s'arrête, le malade ne doit pas passer quatre ans; si c'est après trente, la mort survient après trois ans, et l'intermittence à chaque vingtième annonce la mort dans deux ans; l'intermittence plus fréquente dénote un danger plus pressant et une mort plus prompte. On peut assurer en général qu'un viscère est sain lorsque son pouls a au moins quarante-cinq battements consécutifs sans une interruption considérable. Si le pouls du corps gauche ou du cœur après ces quarante-cinq battements égaux cesse ou change peu de temps, il n'y a pas grand danger; si le pouls, après avoir battu trente-une fois, se plonge et tarde notablement à revenir comme auparavant, le malade mourra la saison suivante.

Lorsque la pulsation est imparfaite, et qu'au lieu de s'achever, elle recommence avec la courbure antérieurement plus étendue, et qui tombe soudainement. Le pouls *géminé* indique, que ses gros vases contigus ont des obstacles causés du polype ou d'autres concrétions, ce qui sert d'incitation pour enlever le fluide vital destiné à l'entretien de tous les autres organes.

Lorsqu'on reconnaît une dilatation surnaturelle qui résiste à la pression modérée des doigts avec des pulsations plus fréquentes qu'au naturel et incomplètes. Le pouls *gonflé* indique, que le procédé de maturation d'une matière morbifique en séjour dans quelque organe est fort agissant, et à l'époque du frottement très-violent, ce qui fait développer de la chaleur surnaturelle.

Lorsque de tous côtés, la dilatation de l'artère est plus ample, plus étendue et plus répandue qu'au naturel. Le pouls *grand* indique, qu'il y a de la chaleur interne; le sang alors occupe un plus grand espace et dilate le pouls, souvent avec le caractère du supérieur; car selon les lois physiques, tous liquides raréfiés par la chaleur montent et se répandent.

Lorsque le pouls s'approche des caractères de l'exigu, tandis qu'il est petit, faible, et qu'en même temps le coup de la pulsation s'explique intérieurement sans battre les parois de l'artère. Le pouls *grêle* indique, que l'organe de la peau externe est dans un spasme fort opiniâtre, occasionné par le froid pris faute de précaution, en sorte que l'estomac manque de la vitalité indispensable à son entretien.

Lorsque l'espace entre l'achèvement d'une pulsation et le début de la suivante est plus court qu'à l'ordinaire, et momentané, et que pendant que l'élévation de la courbure se fait lentement et avec fatigue, elle tombe très-promptement, ce qui provient de la soumission qui fait souffrir au pouls l'organe de la peau externe, auquel il faut qu'il cède, pour ainsi dire, avec humilité. Le pouls *humilié* indique un coup d'air pris faute de précaution, qui occasionne un spasme très-violent dans l'organe de la peau externe, au point que les fluides d'entretien perdent leur mouvement, et forment des obstacles.

Lorsque dans la même pulsation, la contraction et la

distension des parois de l'artère ne sont pas naturelles et qu'on y observe des irrégularités, savoir, que la contraction est impatiente et la distension suspendue. Le pouls *imparcitatus* indique, que l'incitation de la matière morbifique en séjour dans quelque organe est au point de la faire passer en état de spasme, dont, vu le consentement général des solides, tous se ressentent.

Lorsqu'il y a de l'irrégularité dans l'ordre naturel de la distension avec la constriction de l'artère, vu sa hauteur et sa vigueur. Le pouls *imparfait* indique, que la compression occasionnée par l'hydropisie ou par la tympanite, empêche et opprime le passage ordinaire du sang dans l'universalité du corps.

Lorsque la pulsation s'achève avec une espèce de mollesse, à l'instant qu'elle donne le coup et qu'elle s'étend au delà de la portion antérieure de la courbure, ce qui rend le pouls plus allongé qu'à l'ordinaire, surtout à motif que les parois de l'artère sont flexibles et cédantes, de manière à faire expliquer le caractère de pouls inciduus. et déclarer ainsi défaut d'incitabilité de la matière morbifique, lorsqu'elle est à l'époque d'achever son procédé de maturation. En outre, lorsqu'à ses modifications se joint une irrégularité dans laquelle quelques pulsations s'élèvent au-dessus des pulsations ordinaires et vont en augmentant jusqu'à la dernière, qui se fait distinguer par une dilatation, et en même temps une souplesse plus marquée que dans les autres pulsations. Le pouls *inciduus* indique, qu'il faut toujours attendre une sueur fort utile, et c'est le résultat du procédé de maturation de quelque matière morbifique.

Lorsque l'onde courante du sang achève irrégulièrement son impulsion naturelle. Le pouls *incomplet* indique, qu'une passion d'âme vive incite les organes vitaux au point de les faire passer en état de spasme, et d'interrompre leurs opérations.

Lorsque les parois de l'artère sont plus serrées qu'au naturel, surtout dans la partie postérieure de la courbure, savoir : dans celle qui répond au doigt annulaire, duquel, par progression, s'explique davantage vers le doigt auriculaire, toujours avec des pulsations plus fréquentes, souvent irrégulières entre elles, en plénitude, en dilatation et en force, et qui succèdent à des intervalles plus ou moins inégaux, quelquefois si considérables, qu'ils forment de véritables intermittences, selon l'espèce de pouls inférieur, et selon qu'elle se trouve plus ou moins déclarée ; espèce dans laquelle on observe assez souvent une sorte de sautillement de l'artère, qui sert beaucoup à caractériser le pouls inférieur, toujours moins développé, moins souple, moins régulier que le pouls supérieur. Le pouls *inférieur* indique, que la matière morbifique est placée dans l'organe au-dessous de la moitié du corps humain, de manière que, si en même temps on souffre de quelques incommodités dans les organes au-dessus de la moitié, nous pouvons être certains qu'elles n'auront pas de mauvaises suites.

Lorsque dans l'ordre des pulsations régulières, il y en a quelques-unes fort petites, faibles et presque insensibles à en compter, par exemple, une en défaut dans le nombre de quatre à dix. Le pouls *intercédant* indique, que l'organe du cœur est en état de spasme, à motif de l'incitation formée par le séjour de quelque matière morbifique.

Le pouls *intermittent*. Voyez le pouls intercédant.

Lorsque, dans l'ordre naturel des pulsations, on en reconnaît quelques-unes qui manquent. Le pouls *intermittant* indique, que la circulation du sang est interrompue par des obstacles ou des engorgements dans quelque organe du bas-ventre; l'intermission du pouls est fréquente dans les hypocondriaques et dans les affections histériques; les pouls habituellement irréguliers et intermittents, pendant la fièvre, deviennent réguliers et réglés; ils annoncent la guérison des malades, à proportion que les irrégularités et les intermittences reparaissent. L'intermittence est de toutes les modifications la plus apparente, ou la plus ordinaire dans les enfants; elle est très-fréquente et de bien moindre conséquence que dans les adultes. Le pouls intermittent indique les évacuations prochaines du ventre; en effet, les purgatifs rétablissent aussitôt l'ordre dans les pulsations, maintenant il ne faut pas confondre l'irrégularité des pulsations dans la dilatation variable du pouls, car ce caractère est le propre des vices organiques dans les vases sanguins.

Lorsque la dilatation des parois de l'artère est plus petite, plus serrée qu'au naturel, et en même temps paraît un peu irritée, parce qu'elle est oppressée au point de ne pouvoir pas agir librement dans la force de propulsion de l'onde du sang, qui semble rétrograder; de manière que la portion antérieure de la courbure paraît plus raccourcie, en raison de la constriction qui s'y fait plus promptement, et même avant que la colonne ait achevé son passage ordinaire, ce qui rend le pouls plus fréquent qu'au naturel. Le pouls *interne* indique, que la matière morbifique est placée dans l'organe de la peau interne;

et si en même temps on souffre de quelque affection externe, nous pouvons être certains qu'elles n'auront pas de mauvaise suite.

Lorsque le coup de la pulsation frappe, sans règle, un endroit non naturel. Le pouls *irrégulier* indique, que quelque organe travaille avec fatigue immodérée, soit par l'exercice violent, soit pour avoir beaucoup trop mangé, soit enfin par le séjour de quelque matière morbifique, par l'abondance des humeurs, la compression et l'obstruction ou opilation des vaisseaux. Tout cela peut être comparé à un homme robuste qui, chargé d'un pesant fardeau, fait de faux pas, chancelle et marche inégalement. L'espèce de pouls irrégulier le pouls ordinaire alors, sont quelques intermittences surtout, et les intercurrents; ils sont produits par les efforts de la nature robuste, qui tâche de vaincre les obstacles; ils sont de temps en temps grands, élevés, et dans cet état ils annoncent une excrétion critique, lorsque la nature est absolument faible, qu'elle ne peut pas commander à tous les organes et agir sur eux; il y en a quelques-uns qui sont sans action, qui boîtent, ce qui donne lieu à l'irrégularité; mais alors le pouls est faible, petit et lent. L'excès des pulsations fortes, grandes, sur les pulsations faibles, petites, etc., marque l'empire de la nature sur l'abondance des humeurs, et annonce une crise favorable. Le pouls régulier dont les pulsations se succèdent avec une force, une grandeur et une vitesse semblables, se soutient dans cet état, tant que la marche des esprits est uniforme dans les nerfs, et le cours du sang libre dans le cœur et les vaisseaux. Dès que l'action des nerfs et des organes de la circulation est troublée, le pouls devient irrégulier, et quelquefois manque tout à fait, ce qui dépend de la force des obstacles qui s'opposent au mouvement du sang; ils peuvent se trouver dans le cœur et au commencement des artères et des veines, comme les polypes, des concrétions, des ossifications, des humeurs qui bouchent ou dilatent trop les passages du sang, troublent l'uniformité de son cours, dérangent, empêchent et interrompent même les contractions du cœur.

Lorsque dans l'ordre régulier des pulsations on reconnaît de l'impatience dans leur achèvement, sans qu'elles donnent de la fréquence au delà du naturel. Le pouls *d'irritation* indique, qu'il y a sûrement une incitation fort douloureuse, savoir: une plaie faite dans quelque organe très-sensible, une passion vive, de la peur, de la joie, du chagrin, une surprise quelconque: choses qui produisent des effets à peu près semblables. Ce pouls n'est pour ainsi dire que l'appareil de tous les symptômes essentiels, dans lesquels toutes les forces du corps se concentrent et se rassemblent; il est marqué par un état de spasme et d'irritation; il est toujours fréquent, étroit, convulsif, non critique, dur et précipité. Le pouls d'irritation n'est point un mauvais signe au commencement des maladies; c'est un caractère essentiel; mais il ne doit pas durer longtemps; tant qu'il persiste, il ne se fait aucune excrétion salutaire; il accompagne la maladie jusqu'à la fin, quand elle a une issue plus favorable, ou qu'elle laisse après elle des convalescences pénibles. Il est entretenu dans cet état par la gravité de la maladie, la variété, la violence et l'anomalie des symptômes, et plus souvent encore par l'inopportunité des remèdes.

Lorsque la pulsation s'élève avec fatigue et avec lenteur

au delà du naturel. Le pouls *languissant* indique, que le travail de la digestion est en désordre par l'incitation de quelque substance non naturelle dans l'estomac, ce qui est de détriment à la distribution du fluide vital aux autres organes.

Lorsqu'on reconnaît un sens de fluidité dans la partie antérieure de la courbure, où la pulsation est plus allongée qu'au naturel, et qu'on distingue dans l'onde du sang des petits corps arrondis, ou des parties interrompues. Le pouls *monilifome* indique, qu'il y a disposition aux hémorrhagies par un excès de chaleur dans le sang; car il peut passer au delà de l'ordinaire par des vases en état de santé impénétrables, comme il arrive, selon les lois physiques, que, par la chaleur, les solides deviennent cédants aux fluides par le même motif raréfiés.

Lorsque les parois de l'artère cèdent à la pression modérée des doigts, et s'étendent de nouveau avec un peu de vigueur, mais plus lentement que lorsque le pouls est naturel. Le pouls *mou* indique, que la chaleur surnaturelle et le défaut d'incitabilité sont la suite du procédé achevé de maturation de quelque matière morbifique que ce soit.

Lorsque le diamètre de l'artère devient par progression plus étroit vers la partie postérieure de la courbure en forme de queue de souris; tandis que le pouls est fort petit, faible, cédant, de manière à n'en distinguer presque point le coup, qui se fait avec impatience, avec rapidité et avec irrégularité, ce qui fait paraître plus de fréquence qu'à l'ordinaire, avec un sens de fluidité dans le prolongement de la pulsation. Le pouls *mynve* indique, que l'opération de la digestion est presque entièrement interrompue par une souffrance forte et opiniâtre dans l'organe où il y a le procédé de maturation de la matière morbifique.

Lorsqu'on reconnaît que les pulsations se ressemblent parfaitement entre elles, s'expliquent avec des distances égales, et se soutiennent à peu près en forme de plusieurs pulsations séparées, lesquelles sont marquées par l'ordre de la propulsion du sang, qui étend sans gêne les parois des artères, qui, par conséquent, sont molles, cédantes et flexibles, de manière à expliquer sans difficulté les différents caractères du pouls, selon sa situation et selon sa disposition organique. Comme ce serait une machine qui joue selon sa construction, sans difficulté et sans paraître faire aucune sorte d'effort; on peut être sûr que les incommodités, s'il y en a, sont de peu de considération. Le pouls *naturel* est un signe certain que la personne à qui on le tâte, non-seulement jouit d'une bonne santé, mais en jouira longtemps, c'est-à-dire ne sera point attaquée de ces maladies qui se préparent de longue main, et dont le noyau se forme évidemment avant qu'elles éclatent.

Lorsque le sommet de la courbure est plus élargi qu'au naturel, avec les parois de l'artère molles et cédantes dans leur étendue, même à rendre la pulsation un peu fluide. Le pouls *obtus* indique, que l'organe de la peau externe est presque entièremennt débarrassé de la matière morbifique, occasionnée par le froid pris faute de précaution; si en même temps ce pouls annonce le caractère de supérieur, il marque de l'amélioration très-prochaine.

Lorsqu'on reconnaît un mouvement graduel et progressif dans l'onde du sang sans aucune incitation, c'est que l'artère ne se resserre point en même temps dans toute son étendue; mais cela commence dans une portion particulière, puis dans une autre, ensuite dans une troisième, et enfin dans la quatrième, de façon que son mouvement n'est jamais interrompu, et les pulsations imitent les ondes d'un fleuve qui se succèdent régulièrement les unes aux autres. Ce pouls paraît plutôt une dilatation de l'artère, qui se fait en deux fois, mais avec une aisance, une mollesse et une douce force d'oscillation, qui ne nous permettent pas de confondre cette espèce de pouls avec les autres. Les parois sont molles, cédantes et un peu élevées, de manière à donner le caractère du pouls *inciduus* ou fluide allongé. Le pouls *ondoyant* indique, que le procédé de maturation de quelque matière morbifique est bientôt achevé ; car on s'aperçoit de la fatigue laissée par une incitation surnaturelle. Quand le pouls ondoyant paraît, on peut prédire sûrement une sueur critique, c'est-à-dire une sueur qui soulage le malade, qui diminue la violence des symptômes, si elle ne fait pas cesser entièrement la maladie ce qui est rare; souvent ces sueurs sont symptomatiques; mais alors il y a une raideur, une tension et une sécheresse considérable dans l'artère, ainsi qu'un sautillement et une irrégularité dans les distances des pulsations; on remarque le pouls de la sueur critique dans l'éruption favorable de la rougeole, de la petite-vérole, excepté qu'il n'y a pas tout à fait le même degré de mollesse. Les observations, qui font voir la justesse des prédictions fondées sur cet état du pouls, peuvent guider le praticien chancelant et embarrassé à distinguer une sueur symptomatique qu'il faut ou qu'on peut arrêter, d'avec une sueur critique qu'on doit favoriser, et dont le dérangement serait funeste au malade. L'état du pouls est une boussole assurée dans ce cas. On voit un exemple frappant dans les fièvres intermittentes ; les sueurs qui terminent les accès ne sont point indicatoires ; le pouls qui les précède n'est point critique. Combien de médecins privés de la lumière de ce flambeau ne peuvent suivre et seconder la nature, et donnent aveuglément des remèdes actifs, sudorifiques, inutiles ou pernicieux.

Lorsque le sommet de la courbure forme un plan assez large, souvent un peu tendu à l'instar d'opercule ou de couvercle, et qu'en même temps les pulsations sont plus fréquentes qu'au naturel. Le pouls *operculaire* indique, qu'il y a le séjour dans l'organe de la peau externe de la croûte de lait, des herpes, ou du venin de quelque efflorescence, qui y conservent un spasme très-léger.

Lorsque la dilatation et la constriction de l'artère ne sont pas dans l'ordre naturel, c'est-à-dire qu'elles ne sont point d'accord, ce qui provient de la vigueur dans l'onde du sang non proportionnée à sa hauteur, et le coup du sommet de la courbure tombe en direction perpendiculaire sans force propellante, mais plutôt en rétrogradant. Le pouls *perpendiculaire* indique, qu'une incitation douloureuse et opiniâtre dans quelque organe a consommé le fluide vital chargé de pourvoir à tous les autres, et au point de causer au corps humain des dommages fort dangereux.

Lorsque la pulsation a une considérable diminution dans sa hauteur autant que dans la longueur. Le pouls *petit* indique, que la quantité du sang indispensable à la conservation du corps humain est en défaut, soit par les hémorrhagies, soit par l'abus des saignées. Ce pouls dénote faiblesse de cœur, mauvais état de circulation du sang et des sécrétions.

Lorsqu'on reconnaît de la résistance à la pression modérée des doigts, soit dans les parois de l'artère, soit dans la condition de l'onde courante du sang et de son impétuosité. Le pouls *plein* indique, que la formation du sang est très-soignée par un régime beaucoup trop convenable.

Lorqu'on ne découvre le pouls qu'en pressant ou en poussant un peu fort l'artère. Le pouls *profond* indique, que l'organe de la peau externe a de la lenteur dans ses fluides d'entretien, au point de former des obstacles : cela provient du défaut de vitalité dérobée par un autre organe beaucoup trop agissant.

Lorsque la force de propulsion s'explique avec vigueur au doigt auriculaire, et qu'elle se porte par progression vers l'index, en dilatant par degré les parois de l'artère. Le pouls *propellant* indique, qu'on a le vrai signal que la nature a assez de vigueur et de force pour se débarrasser des désordres et des obstacles.

Lorsque le pouls est plus raccourci, plus mou et plus étroit qu'au naturel, la pulsation ordinaire du sang plus courte et moins étendue, la courbure obtuse avec la forme d'un cône ou d'une pointe. Le pouls *pyriforme* indique, que les organes de la cavité de la poitrine sont affectés de rhume, au point de les faire passer à l'état de spasme, et même de suspendre leurs fonctions.

Lorsque dans un temps déterminé, le nombre de pulsations est fort diminué. Le pouls *rare* indique, que la lenteur dans ses fluides est au point de les corrompre, de les dissoudre, et d'amener l'hydropisie. Quelque organe est agissant au delà de l'ordinaire, au point de dérober le fluide vital de ceux établis pour l'entretien du mouvement du sang. Le pouls rare dénote l'obstruction du cerveau, défaut d'esprits animaux et engorgement des artères coronaires, provenant de calculs, de polypes, de sérosité coagulée, etc.; ce pouls enfin prouve la contraction du cœur peu fréquente, lenteur dans le principe vital, circulation du sang souvent libre et régulière, cours aisé des humeurs; mais si le pouls est rare par faiblesse, il est mauvais et dangereux.

Lorsque par la pression modérée des doigts, on observe que l'artère s'efforce de se dilater, surtout dans la portion antérieure de la courbure, où elle a la figure ovale qu'on reconnaît en même temps dans l'organe de la peau externe un sens d'épaisseur et de farcissure, ce qui prouve qu'il y a un dépôt de matière morbifique accidentelle qui a rétrogradé et qui est en séjour dans la substance cellulaire de cet organe, pouls qui approche du dicrote et annonce les hémorrhagies. Le pouls *rebondissant* indique, que l'organe de la peau externe et celui du cœur avec ses parties contiguës sont en état de spasme, ce qui forme une compression au mouvement du sang, occasionne son débordement et par là les hémorrhagies.

Lorsque le coup de la pulsation dans le sommet de la courbure varie, ou en avant, ou en arrière de sa place ordinaire, et qu'en même temps le pouls est petit et faible. Le pouls *réciproque* indique, que le fluide vital destiné à la la conservation du corps humain est presque tout dérobé pour secourir un organe vivement irrité et tourmenté.

Le pouls *redoublé*. Voyez le pouls géminé.

Lorsqu'au lieu de la force de propulsion qui doit jeter l'onde du sang comme à l'ordinaire, on observe qu'elle rétrograde du doigt index jusqu'à l'auriculaire, et que les parois de l'artère se resserrent en même temps par progression, au point de faire disparaître l'élévation de la courbure. Le pouls *repellant* indique, que le défaut de vitalité est au point que les solides manquent de force pour soutenir le mouvement des fluides.

Lorsque le pouls soutient la pression modérée des doigts et lui résiste. Le pouls *résistant* indique, qu'on peut soupçonner quelque mouvement extraordinaire dans les muscles par l'exercice violent.

Lorsque les pulsations reculent au lieu de s'achever, le coup est plus souvent avec une direction perpendiculaire, tandis qu'elles sont irrégulières, quelquefois suspendues, de manière que le pouls est plus raccourci qu'au naturel, grêle, faible, un peu fluide, presque sans courbure ou avec une courbure momentanée. Le pouls *rétrograde* indique, que le procédé de maturation de la matière morbifique en séjour dans quelque organe fait une consommation de fluide vital, au point d'amener le dépérissement dans les autres fonctions naturelles.

Lorsqu'on reconnaît une vigueur surnaturelle dans les parois de l'artère, ce qui empêche leur dilatation ordinaire, quoique l'impulsion du sang soit faite avec violence, et qu'en même temps on y découvre quelque embarras. Le pouls *robuste* indique, que le procédé de la digestion se fait à merveille, ce qui est dû aux aliments choisis et à des occupations physiques ou morales les plus chéries.

Lorsque la pulsation s'élève en forme de triangle, dont la pointe vient frapper les doigts, et que dans le même temps le pouls est mou, cédant, dilaté avec le sommet de la courbure ou transporté vers sa partie antérieure ou vers sa partie postérieure, ou aplati et souvent un peu tendu, avec l'artère obtuse et tronquée dans son étendue vers la partie antérieure, redoublée comme le pouls dicrote vers la partie postérieure; enfin on connaît le pouls triangulaire antérieur à ce que la plus grande hauteur de la courbure ne surpasse pas l'étendue de la longueur de l'artère de cette partie; si c'est le contraire, il est triangulaire postérieure : ce pouls prend le nom de serré, parce qu'il provient de l'incitation non naturelle des parties qui couvrent la cavité de la poitrine, savoir les muscles nommés serrés. Le pouls *serré* indique, que les organes contenus dans la cavité de la poitrine et son boulevart aussi, sont en désordre par le froid pris faute de précaution.

Le pouls *subsistant*. Voyez le pouls intercédant.

Lorsqu'on reconnaît qu'il n'y a point d'embarras dans la dilatation de l'artère, et que, pour la sentir, il ne faut que la toucher légèrement. Le pouls *superficiel* indique, que l'organe de la peau externe est très-fatigué, prêt à tout, ou le travail qu'il a fait pour l'opération d'une crise cutanée, et surtout d'une effervescence.

Lorsque les parois de l'artère sont dilatées au delà du naturel, surtout dans la partie antérieure de la courbure, où l'on distingue une vigueur extraordinaire dans la pulsation qui répond au doigt intermédiaire, et qui, par progression, en dilatant l'artère, s'étend au delà de la portion qui répond au doigt index, savoir : lorsque la vigueur dans la propulsion du sang fait paraître une réduplication précipitée dans les pulsations, mais dans le fond, ce n'est qu'une pulsation partagée en deux temps et en deux pulsations, tandis qu'elle est sujette à laisser de temps en temps des intervalles qui sont plus ou moins longs ou plus ou moins fréquents, selon la nature ou le degré de la maladie; la dilatation susdite qui se fait en deux temps ou par un double effort, paraît assez comparable à l'effet d'un piston qui pousserait une liqueur dans un cylindre élastique, de manière que le second jet de la liqueur n'attend pas que le premier se soit répandu dans le vaisseau, ce qui est propre au pouls supérieur, qui provient de ce que la dilatation qui devait se faire naturellement en un temps, se fait en deux temps ou par deux efforts sensibles, et de ce qu'elle succède à une contraction naturelle de l'artère. Le pouls *supérieur* indique, que la matière morbifique est placée dans les organes au-dessus de la moitié du corps, de manière que, si en même temps on souffre de quelques incommodités dans les parties au-dessous de la moitié, nous pouvons être certains qu'elles n'auront pas de mauvaises suites.

Lorsqu'un nombre de pulsations de suite ne s'accomplit pas. Le pouls *suspendu* indique, que les organes vitaux sont en état de spasme par l'incitation de la terreur, du plaisir et des autres altérations morales impromptues.

Lorsque le temps qui est nécessaire pour accomplir une pulsation est plus long qu'au naturel. Le pouls *tardif* indique, que le sang a de l'épaississement occasionné par la lenteur de son mouvement, à cause que le fluide vital indispensable à cet objet a été dérobé par quelque organe beaucoup trop agissant.

Lorsque l'artère semble une corde tendue, même à faire disparaître sa courbure. Le pouls *tendre* indique de l'inflammation.

Le pouls *tenu*. Voyez le pouls grêle.

Lorsque le coup de la pulsation élève de chaque côté l'artère pour former une légère courbure dans toute son étendue, et qu'ensuite, sans marquer le mouvement successif du sang, ce coup tombe rapidement, de façon que les parois en général se dépriment. Le pouls *de la totale artère* indique, qu'il y a de l'inflammation occasionnée par un spasme très-fort.

Le pouls *triangulaire*. Voyez le pouls serré.

Lorsque les pulsations ne s'accomplissent pas dans la portion antérieure de la courbure, mais, restant incomplètes, y marquent une forte constriction qui les rend plus raccourcies qu'au naturel, et qu'en même temps elles paraissent plus fréquentes qu'à l'ordinaire, à cause de l'impatience qu'on y reconnaît avant qu'elles recommencent. Le pouls *tronqué* indique, qu'il y a la croûte du lait, des herpes, ou le froid pris faute de précaution, qui forment de la lenteur dans l'organe de la peau externe, et servent d'incitation pour le tenir dans l'état de spasme.

Lorsque le pouls est plus fréquent qu'au naturel, interne, avec un sens de vide laissé dans la portion antérieure de la courbure de l'artère, surtout au moment que la pulsation descend, et immédiatement après qu'elle a achevé un coup contre les parois du sommet de la courbure. Le pouls *vain* indique des vides ou des flatuosités dans l'estomac, où dans les intestins, occasionnés par la chaleur surnaturelle qui se développe dans le cas des indigestions imparfaites, pendant qu'on souffre des affections morales.

Lorsque la pulsation s'explique avec vigueur, avec vélocité, et avec une impétuosité extraordinaire contre les parois des artères. Le pouls *véhément* indique, que le cœur et ses gros vases contigus souffrent de quelque incitation très-violente.

Lorsque le pouls imite la marche d'un ver, surtout dans le mouvement de la pulsation, qui est inégal, et avec une célérité irrégulière; pouls qui est toujours fort-petit, avec la courbure presque insensible, et dont le coup ne se distingue qu'avec une grande difficulté. Le pouls *vermiculaire* indique, que l'incitation très-violente et opiniâtre dans quelque organe a dérobé le fluide vital de l'universalité des autres, au point de suspendre et d'interrompre leurs fonctions naturelles, de façon que le dépérissement du corps humain est prochain.

Lorsque la pulsation paraît plus fréquente qu'au naturel, à cause de la rapidité qu'on observe à la fin de la constriction et de la dilatation de l'artère, qui s'étend au delà de l'ordinaire, même de marquer un peu de tension dans sa plus haute dilatation : ce qui donne à ce pouls presque le caractère d'externe, qui a quelquefois la pulsation tronquée; et lorsque, avec tout cela, on reconnaît de l'impatience dans ses coups, qui semblent déplacés et jetés en dehors de côté et d'autre. Le pouls *vibratile* indique, que le procédé de maturation de la matière morbifique dans quelque organe que ce soit, est à l'époque du frottement très-violent.

Lorsque l'artère est semblable à une bulle, et n'a point de résistance naturelle à la pression modérée des doigts, ce qui provient et de parois de l'artère, et de la condition de l'onde courante du sang, et de son impétuosité, et lorsque les doigts posés sur l'artère ne sentent rien au milieu, et sentent aux deux côtés comme des bourlets, de même que si on posait le doigt sur le trou d'une flûte. Le pouls *vide* indique, que l'estomac est dépourvu de vitalité, au point de suspendre l'opération de la digestion, de manière que ses produits manquent de leur qualité et surtout de leur quantité.

Lorsque d'une pulsation à l'autre l'intervalle est plus court qu'au naturel : le pouls *vite* indique le défaut de la quantité ordinaire du sang, occasionnée ou par l'abus des saignées, ou par les hémorragies.

Dès que les signes ordinaires, pour reconnaître les dispositions de la nature, dans le corps humain, sont insuffisants ; et qu'après avoir examiné les pouls simples que j'ai décrits, on n'a pas réussi à établir une indication certaine pour le traitement de la maladie, il faut se diriger aux pouls composés dont on décélera évidemment l'espèce d'altération qui prévaut, puisqu'elle sera sans doute accompagnée du caractère spécial des pouls simples, lequel, selon leurs pronostics, mettra à même de pouvoir agir, afin de surmonter l'obstacle qui empêche la marche dans l'exercice de la médecine naturelle.

Lorsqu'on a une crise prochaine ; le pouls est *ondoyant*, *mou*, *rare*, *cédant*, *perpendiculaire*.

Lorsqu'on a le tempérament sanguin ; le pouls est *plein*, *incomplet*, *résistant*, *humilié*, *court*, *fréquent*.

Lorsqu'on a le tempérament bilieux ; le pouls est *étroit*, *fréquent*, *cédant*, *contract*, *allongé*.

Lorsqu'on a le tempérament flegmatique ; le pouls est *plein*, *tardif*, *mou*, *fluide*.

Lorsqu'on a le tempérament mélancolique ; le pouls est *tendu*, *cédant*, *suspendu*, *incomplet*, *dilaté*.

Lorsqu'on a du venin salin ; le pouls est *dilaté*, *résistant*, *allongé*.

Lorsqu'on a du venin scorbutique ; le pouls est *supérieur*, *dilaté*, *mou*, *de la otale artère*, *d'irritation*.

Lorsqu'on a du venin vénérien; le pouls est *mou*, *court*, *tronqué*, *résistant*.

Lorsqu'on a du venin vénérien invétéré; le pouls est *petit*, *rare*, *languissant*, *tardif*.

Lorsqu'on a du venin goutteux; le pouls est *irrégulier*, *tardif*, *cédant*, *mou*, *dilaté*, *plein*, *contract*, *allongé*: le pouls est toujours *irrégulier*, *dur*, *profond* dans les attaques de goutte bien décidée, surtout lorsque les pieds s'enflent; le pouls est différent si la goutte est à la main; il n'est pourtant jamais bien supérieur que dans le cas où, comme on dit, la goutte remonte : en général, la nature du pouls de la goutte indique que les viscères du bas-ventre sont plus ou moins affectés dans cette maladie; il y a des attaques de goutte dans lesquelles le pouls passe par plusieurs états qui annoncent les excrétions des différents viscères, avec lesquelles l'attaque finit.

Lorsqu'on a souffert de l'impression de l'atmosphère froide; le pouls est *profond*, *étroit*, *court*, *tardif*.

Lorsqu'on souffre de l'impression de l'atmosphère humide; le pouls est *mou*, *cédant*, *tardif*.

Lorsqu'on a du rhume; le pouls est *résistant*, *dur*, *dilaté*, *élevé*, *rétrograde*.

Lorsqu'il y a défaut de cohésion naturelle dans le sang; le pouls est *dilaté*, *interne*, *allongé*, *cédant*, *suspendu*, *fluide*.

Lorsqu'on a la bile passée dans le sang; le pouls est *mou*, *dilaté*, *fluide*, *profond*.

Lorsqu'on a le typhe contagieux; le pouls est *dur*, *externe*, *fluide*, *fréquent*.

Lorsqu'on a les fièvres malignes; le pouls est *petit*, *grêle*, ou *tenu*, *profond*, *tardif*, *convulsif*, *caprisant*, *embarrassé*.

Lorsqu'on a le principe septique dans le sang; le pouls est *fluide*, *allongé*, *tenu*, *humilié*, *perpendiculaire*, *cédant.*

Lorsqu'on a la gangrène; le pouls est *allongé*, *fluide*, *humilié*, *perpendiculaire*, *exigu*, *cédant*, *contract*, *vermiculaire*, *faible.*

Lorsqu'on est dans l'état de quelques suppurations; le pouls est *vibratil*, *dur*, *de la totale artère*, *fluide*, *allongé.*

Lorsqu'on est dans l'état de la consomption; le pouls est *fréquent*, *interne*, *faible*, *petit.*

Lorsqu'on est attaqué d'une maladie grave; le pouls est *interne*, *mou*, *cédant*, *vermiculaire*, *faible*, *intermittent.*

Lorsque le danger est au point que les secours de la médecine sont inutiles; le pouls est *interne*, *repellant*, *mynve*, *exigu*, *fluide.*

Lorsqu'on est à l'agonie; le pouls est *languissant*, *irrégulier.*

Lorsqu'il y a défaut du fluide vital; Le pouls est *petit*, *court*, *cédant*, *faible.*

Lorsqu'on a des obstacles insurmontables dans l'universalité du corps; le pouls est *fréquent*, *gonflé*, *operculaire*, *résistant*, *imparfait.*

Lorsqu'on a un polype ou un anévrisme; le pouls est *supérieur*, *vide*, *redoublé*, *incomplet*, *suspendu*, *dilaté*, *tronqué.*

Lorsqu'on a des contractions; le pouls est *inférieur*, *tendu*, *vite.*

Lorsqu'on a surmonté les obstacles dans l'universalité du corps; le pouls est *fluide*, *allongé*, *faible*, *cédant*, *collectif.*

Lorsqu'on est en convalescence; le pouls est *dilaté*, *externe*, *faible*, *propellant.*

Lorsqu'on a pris de l'opium; le pouls est *profond*, *tar-*

dif, subsistant, rare, irrégulier, intermittent, supérieur, faible, fluide.

Lorsqu'on a bu excessivement; le pouls est *grand, vite, crèbre, véhément.*

Lorsqu'on a abusé des liqueurs; le pouls est *mou, dilaté. supérieur, vite.*

Lorsqu'on a de l'inflammation; le pouls est *tendu, dur, fréquent, court, plein.*

Lorsqu'on a besoin d'être saigné; le pouls est *court, cylindrique, dur, redoublé, vibratile, tendu, fréquent, dilaté, fluide.*

Lorsqu'on ne doit pas saigner; le pouls est *externe, fréquent, intermittent.*

Lorsqu'on a la matière morbifique en séjour dans l'organe de la peau interne; le pouls est *étroit, tendu, interne, fréquent, fluide.*

Lorsqu'on a du lait répandu; le pouls est *petit, d'irritation, tardif, résistant.*

Lorsqu'on a du mercure dans le corps; le pouls est *rebondissant, supérieur, d'irritation.*

Lorsqu'on a des vers; le pouls est *irrégulier, intercédant, subsistant, vite, étroit, embarrassé.*

Lorsqu'on a le ver solitaire; le pouls est *crèbre, irrégulier, inférieur, convulsif étroit.* Ces modifications sont beaucoup plus sensibles dans le temps qui précède l'excrétion, ou la sortie d'une portion de ce ver.

Lorsqu'on est en contrainte; le pouls est *suspendu, contract, supérieur, véhément, irrégulier, embarrassé.* Ce pouls est très-important à saisir, et d'une grande resource vis-à-vis des malades qui trompent les médecins et qui prennent des remèdes à leur insu et contre leur avis. Mais pour mieux s'assurer de la vérité du fait, GALIEN dit qu'il faut, en tâtant le pouls, faire jurer au malade qu'il n'a rien pris: il hésitera d'abord, et son pouls deviendra sur le champ irrégulier, marquant la crainte et l'indécision, et décélant par là le secret qu'il voulait cacher. Si cette règle est bien juste, on pourrait souvent arracher à des malades des secrets qu'ils n'osent avouer. GALIEN raconte s'en être servi avec succès, vis-à-vis d'un malade qui prétendait prouver l'ignorance des médecins; et pour mieux tromper GALIEN, qui s'était déjà aperçu d'une semblable ruse, il prit des remèdes en cachette; GALIEN s'en aperçut au pouls: il interrogea le malade, qui soutint opiniâtrement le contraire, et fit venir, pour le certifier, tous ses domestiques, gagés pour ne pas le contredire. GALIEN alors lui prit le bras, en lui tâtant le pouls, et lui proposa en même temps de jurer pour le convaincre; le malade balança, fit des difficultés; le pouls devient très-irrégulier, et GALIEN l'assura avec plus d'opiniâtreté qu'il avait pris quelques remèdes: le malade fut obligé d'en convenir. J'ai fait une observation assez analogue, une fille me demandait quelque remède pour une suppression des règles qui durait depuis quatre mois; après différentes questions, je lui demandai s'il ne pouvait pas y avoir quelque sujet de craindre qu'elle ne fût enceinte; elle me protesta vivement le contraire, cependant il y avait quelques signes douteux: je voulus essayer pour m'éclairer mieux sur un fait aussi important et aussi obscur; je lui tâtai le pouls, que je trouvais assez régulier, et je lui dis que je ne le pouvais croire que sur son serment; que si elle jurait n'être pas enceinte, je lui ferais les remèdes les plus convenables; dans l'instant elle changea de couleur, et son pouls manqua presque entièrement ; je n'hésitai point alors de lui dire que j'étais convaincu qu'elle était enceinte, et que je me garderais bien de lui ordonner le moindre remède ; elle fut ainsi obligée de m'avouer ce qui en était.

Lorsqu'on est amoureux ; le pouls est *fréquent*, *contract*, *supérieur*, *irrégulier*, *cédant*, *vain*, *allongé*, car on l'a trouvé ainsi dans une femme mariée qui avait un amant ; toutes les fois qu'on lui en parlait, le pouls prenait ce caractère ; *grand* lorsque la passion d'âme est très-vive. Des effets des passions d'âme sur le pouls, il est surprenant ce qu'on rapporte d'ERASISTRATE qui connut au pouls la passion qu'ANTIOCHUS avait pour STRATONICE, femme de SELEUCUS, son père ; et de GALIEN, qui connut de même, en tâtant le pouls, la maladie de JUSTA, femme de BOECE, consul, qui était amoureuse de PILADE ; ÉRASISTRATE observa que le pouls était plus agité, plus irrégulier, toutes les fois que sa belle-mère s'offrait à ses yeux, ou même qu'on lui en parlait. Ce trait d'histoire a fourni le sujet d'une petite comédie sous le titre du *Médecin d'amour*. On a parlé avec admiration de l'adresse de CHARICLÈS, médecin de TIBÈRE, qui jugea de l'état du pouls de l'empereur en prenant sa main comme pour la baiser, en se levant de table.

Lorsqu'on est en colère ; le pouls est *grand*, *véhément*. Ce caractère est très-passager, si le malade retient sa colère et veut l'empêcher de paraître : le pouls devient *irrégulier* et *embarrassé* tel qu'il est dans la perplexité.

Lorsqu'on a du chagrin ; le pouls est *supérieur*, *fréquent*, *d'irritation*, *faible*, *cédant*.

Lorsqu'on est fou; le pouls est *supérieur*, *élevé*, *grand*, *tendu*, *rare*, *externe*.

Lorsqu'on a du talent, savoir, dans l'homme de génie; le pouls est *supérieur*, *faible*, *externe*, *mou*.

Lorsqu'on a peu de talent, savoir, dans l'homme grossier, le pouls est *fort*, *robuste*, *de la totale artère*, *propellant*.

Lorsqu'on a la matière morbifique en séjour dans l'organe de la peau externe, le pouls est *externe*, *de la totale artère*, *tendu*, *résistant*, *dur*, *contract*, *triangulaire*, *operculaire*, *fréquent*, *obtus*, *fluide*.

Lorsqu'on a quelque irritation, le pouls est *petit*, *interne*, *cédant*, *incomplet*, *fréquent*.

Lorsqu'on a quelque désordre dans la tête, le pouls est *supérieur*, *grand*, *gonflé*, *élevé*, *tardif*, *tronqué*, *court*.

Lorsqu'on a du rhume au cerveau, le pouls est *supérieur*, *plein*, *dur*, *rebondissant*.

Lorsqu'on a souffert des coups et des contusions à la tête, le pouls est *supérieur très-rebondissant*; le saignement du nez ne vient quelquefois que vers le troisième ou quatrième jour; le pouls ayant été *convulsif* et *étroit* pendant les premiers jours.

Lorsqu'on a des désordres dans la poitrine, le pouls est *supérieur*, *pyriforme*, *elevé*, *court*, *intercurrent*, *cylindrique*, *triangulaire*, *vite*, *contract*, *obtus*.

Lorsqu'on a de l'expectoration critique, le pouls est *supérieur*, *mou*, *aisé*, *développé*, *critique*, avec quelques *irrégularités* semblables à une sorte d'ondulation.

Lorsqu'on a des affections au cœur et à ses gros vases contigus; le pouls est *supérieur*, *incomplet*, *élevé*, *gonflé*, *languissant*, *dilaté* et *suspendu*, *croissant*. Le cœur agit particulièrement sur le pouls du carpe de la main gauche.

Lorsqu'on a des affections morales; le pouls est *supérieur, incomplet, languissant, contract, tardif* et *suspendu.*

Lorsqu'on est attaqué de la phthisie pulmonaire; le pouls est *supérieur, triangulaire, serré, interne, fréquent, étroit, intermittent, faible, petit, fluide.*

Lorsqu'on a digéré de mauvais aliments; le pouls est *interne, vibratil, tendu, mou, profond, contract, fréquent.*

Lorsqu'il y a des impuretés dans l'estomac; le pouls est *inférieur, dilaté, interne, gonflé, faible, mou, cédant, languissant, fluide, tardif, divisé.*

Lorsque le sac gastrique est vicié; le pouls est *languissant, humilié, tardif, fluide.*

Lorsqu'il y a des impuretés dans les intestins; le pouls est *inférieur, étroit, fréquent, interne, fluide.*

Lorsqu'il y a du désordre au bas-ventre; le pouls est *inférieur, contract, exigu, de la totale artère, interne, fréquent, irrégulier.*

Lorsqu'on a besoin d'évacuer le bas-ventre; le pouls est *inférieur, moniliforme, interne, intercurrent, fluide, gonflé, dilaté.*

Lorsqu'il y a du désordre au foie; le pouls est *inférieur, irrégulier, petit, tronqué, faible,* surtout dans le cas de la jaunisse; *développé, perpendiculaire, mou,* pendant la jaunisse, *rare,* et ce caractère augmente à proportion que la jaunisse s'explique; *étroit* lorsqu'il y a de l'inflammation, *fréquent, tendu, réciproque, gonflé*; du côté du foie le pouls est presque *vide.* Le foie influe sur la partie qui répond à la jointure du même côté.

Lorsque la femme est enceinte; le pouls est *fréquent, élevé, tendu, redoublé, obtus, étroit, rebondissant, irrégulier, convulsif, intermittent, fluide, inférieur, interne, plein, fort* et *véhément*. Le pouls de la grossesse approche de l'utérin vrai ; il en est cependant distingué par un léger resserrement, une vivacité et une petite fréquence dans les pulsations, surtout vers le premier terme de la grossesse ; les pulsations sont plus fortes et un peu élevées vers le dernier temps. Le pouls est ordinairement fort et comme fiévreux dans les grossesses ; il est au commencement, c'est-à-dire dans les deux ou trois premiers mois, embarrassé, vain ; ces premiers temps sont souvent accompagnés , comme personne ne l'ignore , de crachements fréquents, de vomissements et de plusieurs sortes de désordres dans les entrailles, aussi ce pouls tient-il principalement de celui d'irritation. Il se développe ensuite à proportion que la grossesse avance ; il devient plus ou moins rebondissant ; mais il ne se soutient pas toujours dans cet état de manière à être suivi du saignement de nez. Le pouls devient ensuite irrégulier, dur, et vers les derniers mois, il tient ordinairement du pouls de la matrice, c'est-à-dire qu'il est irrégulier, plein, dur, et de temps en temps avec des rebondissements. Le pouls qui précède de peu de temps l'accouchement devient, comme dans toute autre évacuation forcée, plus ou moins convulsif, étroit, fréquent, intermittent; une chose importante à remarquer, c'est qu'il arrive souvent que le pouls des femmes grosses devient, vers le temps du mois qui répond à celui auquel elles avaient leurs règles, irrégulier, et plus ou moins rebondissant, c'est-à-dire qu'il paraît annoncer les règles tous les mois ; mais il se soutient peu dans cet état, qui est ordinairement passager ; sans quoi il pourrait toujours faire craindre une fausse couche; cette crainte serait encore doublement fondée au commencement du mois de la grossesse qui répond à celui auquel les règles étaient ordinairement plus abondantes; car l'observation démontre que la plupart des femmes voient plus abondamment de deux en deux mois. Il y a le plus souvent une faiblesse dans le pouls, du côté où l'enfant incline davantage; c'est sans doute la compression qu'il occasionne dans les artères du bas-ventre, qui l'a fait sentir dans la radiale du même côté. Ainsi, toutes les fois qu'on trouvera le pouls plus faible du côté droit, on pourra assurer que la femme portera un mâle, qu'elle sentira le plus souvent peser du même côté; si au contraire le pouls est plus faible du côté gauche, ce sera une fille. Enfin, pendant les premiers mois de la grossesse le pouls est ordinairement petit au carpe, glissant à la jointure, et vite au cubitus. Lorsqu'on observe ce pouls pendant longtemps, constamment et sans irrégularité, excepté qu'il n'y ait quelques battements semblables aux coups de bec que donne une poule en prenant du grain, on peut assurer que la femme est enceinte, quoique la grossesse ne soit manifestée par aucun autre signe; et, si en pressant fortement l'artère, on trouve le pouls petit et éparpillé, la grossesse n'est que de trois mois; on la juge de cinq mois, si le pouls est semblable, mais simplement vite, et si en pressant, il ne s'éparpille point, et ne devient pas plus petit. Au septième et huitième mois de la grossesse le pouls plein, dur et fort, est un très-bon signe; le profond et délié est d'un mauvais augure; il annonce un accouchement difficile, et il donne lieu de craindre que la malade n'y succombe. D'ailleurs si le pouls est plein et profond au bras gauche, c'est une marque que la femme est enceinte d'un garçon; s'il est superficiel et haut, il ne faut attendre qu'une fille ; s'il est plein et profond aux deux bras, on peut espérer deux garçons, et s'il est aussi des deux cotés superficiel et haut, on doit craindre deux filles.

Lorsqu'il y a du désordre dans la matrice ; le pouls est *inférieur, petit, faible, humilié, tardif, interne, fluide.*

Lorsqu'on a eu une pollution quelconque ; le pouls est *inférieur, dilaté, mou, fluide, allongé, tardif.*

Lorsqu'on souffre des hémorroïdes ; le pouls est *inférieur, irrégulier, redoublé, dicrote, moniliforme,* en pressant fortement sous les doigts l'artère d'une personne sujette aux hémorroïdes, on sent toujours le battement du pouls qui devrait disparaître, et qui disparaît en effet dans les autres cas par une forte pression. On observe dans le pouls hémorroïdal un peu de raideur et d'irrégularité, une sorte de profondeur et de tremblotement, et de temps en temps quelques réduplications. Le pouls propre au flux hémorroïdal a pour caractère spécifique le petit fourmillement grénu à l'extrémité digitale de l'artère, ou l'apparition de petits corps ronds à cette extrémité, comme dans les autres pouls d'hémorrhagie ; mais ce qui le distingue des précédents, c'est que ces corps ronds paraissent beaucoup plus petits, et en même temps très-secs ; que le fourmillement semble plus resserré ou s'exercer dans un plus petit espace, et les fragments des petits corps ronds sont très-marqués ; en sorte que c'est plutôt un léger frémissement qu'un fourmillement grénu, qui se fait sentir sous l'index et au delà. Ce pouls est irrégulier et en même temps redoublé ; les pulsations se ressemblent peu pour la force, et encore moins pour les intervalles ; elles suivent à peu près cet ordre : à trois ou quatre pulsations un peu contractées, vives, raides, presque irrégulières, succèdent deux ou trois pulsations un peu dilatées comme arrondies et moins régulières; les trois ou quatre pulsations suivantes se font avec du rebondissement, mais ces diverses pulsations ont ceci de commun, qu'on y trouve une sorte de tremblotement assez constant, plus de fréquence et de fond de resserrement que dans les autres espèces de pouls inférieurs; on sent, pour ainsi dire, une espèce de profondeur de pouls qui, joint à ce tremblotement semble être le caractère le plus distinctif entre le pouls des règles et celui des hémorroïdes; celui-ci est moins dilaté que le premier, celui des hémorroïdes n'est jamais intermittent, non plus que celui des règles; le pouls hémorroïdal tient un peu du pouls supérieur, surtout du nasal; il est très-communément compliqué avec le pouls d'irritation; peut-être même l'est-il toujours. M. Stahl a remarqué qu'il y a beaucoup de ressemblance entre la disposition des vaisseaux hémorroïdaux et celle des vaisseaux de l'intérieur des narines, ainsi qu'entre plusieurs des affections auxquelles ces parties sont sujettes; il a remarqué aussi qu'il y avait un rapport particulier entre elles; en effet, il n'est pas rare de voir l'hémorragie d'une de ces parties succéder et suppléer à celle de l'autre.

C'est, d'après tous ces caractères et avec l'appui de la médecine naturelle, que l'officier de santé pourra juger si une saignée est indispensable, bien entendu qu'elle soit faite au bras opposé à la localité en désordre, et qu'elle ne surpasse pas huit onces. Si depuis dix heures de temps on n'aperçoit pas de soulagement, il convient de répéter la saignée, mais à l'autre bras; si la souffrance tient particulièrement à la tête, il faut la faire au pied; et d'ailleurs, selon les circonstances, il serait bien à propos que la détraction du sang fût faite par les hémorroïdes. Par ce traitement, les malades seront guéris sans qu'il reste en eux aucune empreinte des souffrances, et aucune habitude dangereuse laissée par un régime trop hardi, lequel, presque toujours, n'est qu'un palliatif qui a diminué les forces dans la personne souffrante, et, en conséquence, la nature se trouve incapable d'agir; elle suspend ses efforts, et le malade se croit guéri, mais le plus souvent il n'est pas tout à fait exempt d'incommodités, et c'est pour cela que, de rigueur, il ne convient pas de seconder les indispositions qui dans le commencement de la maladie se sont déclarées; par exemple, il ne faut pas solliciter l'expectoration, surtout dans le cas de la toux d'irritation ou du crachement de sang; il convient même que le malade se fasse violence pour ne pas cracher, et se désabuse sur un tel bonheur généralement reçu; il ne faut pas enfin pousser la diarrhée ou l'épanchement de l'urine. Pour le sang au nez et aux hémorroïdes, il n'y a rien à faire, sauf dans la circonstance des excès, car les suites seront molestes pour avoir entraîné des habitudes qui deviennent fort douteuses à supérer. En effet, on rencontre çà et là des personnes qui se flattent de leur état de parfaite santé, sans concevoir qu'elles vivent esclaves de régimes qui n'ont point de terme, avec les dérangements que, pour un tel objet, elles doivent supporter, et sans parvenir à prononcer en bon compte un avantage certain : leur bonhomie est telle, qu'elles se livrent à différentes précautions pendant des mois ou des années; et ces individus sont assez imbécilles pour s'en tenir scrupuleusement à la prescription des médicaments incommodes et dégoûtants, et de plus se soumettre au régime beaucoup trop borné que leur usage exige. D'ailleurs, le remède, par habitude, se rend homogène et vain, de même que les égards continuels qu'ils observent pour quelque espèce d'aliments; par exemple, ne buvant que de l'eau, préférant les légumes à la viande, fixant des promenades fatigantes, choisissant des localités champêtres pour séjour, faisant des voyages dispendieux et prenant les bains étrangers, etc. En attendant, la personne assujettie à tout cela s'imagine et se vante de vivre fortunée, quoique dans un labyrinthe de malaise vraiment importun, qui la prive de tranquillité; au lieu que la médecine naturelle, sans tâtonner, sans déranger le penchant aux loisirs choisis à volonté, sans enjoindre aucune privation et sans le risque de se tromper, consiste à établir le régime salutaire dans sa propre carrière, moyennant le seul but d'exciter ou de refréner l'activité des fonctions naturelles, selon la qualité de l'indisposition qui se présente, puisque celle-ci dépend uniquement du partage vicié du fluide vital, qu'il faut détourner dans le cas d'excès, et rappeler lorsqu'il est en défaut. Par là, on évite la formation des produits morbifiques et la nécessité de se soumettre à l'usage des remèdes, lesquels, en général, doivent troubler l'estomac qui est l'organe principal d'entretien. Par conséquent, on peut suivre le traitement de la médecine d'après les lois naturelles, sans que la société s'aperçoive des précautions que l'on prend pour conserver sa santé, et sans interrompre la marche des affaires; de façon qu'en jouissant du véritable bien-aise, on s'empêchera aussi de tomber malade. Finalement, en tout cas, c'est par la modération des régimes qu'on sera assuré contre les rechutes, ou dans la nécessité supposée de répéter des remèdes, parce qu'une fois ils auront heureusement réussi : et de là résulte la guérison parfaite, sans imaginer d'autres démarches, hormis le cas des maladies non guérissables à cause des matières morbifiques héréditaires, ou des habitudes préjudiciables, ou de la constitution abîmée, au point d'occasionner une mort inévitable et beaucoup trop précoce, ou enfin de l'âge avancé auquel l'être vivant doit subir sa destinée. D'ailleurs, sur le nombre des malades, il faut bien que quelqu'un soit compris parmi les victimes qui doivent payer le tribut décrété. Il y a encore une autre espèce de maladies de considération, ce sont les opiniâtres qui doivent former la classe des individus valétudinaires ou atteints d'une maladie chronique, lesquels le plus souvent sont coupables par leurs fautes commises dans la marche inconsidérée des affaires. Cependant, quoiqu'ils soient moins dignes de soulagement, la médecine naturelle pourra certainement améliorer leur sort.

TRAITEMENT

A LA PORTÉE DE TOUT LE MONDE

POUR RÉFRÉNER

LES INFIRMITÉS CHRONIQUES ET HÉRÉDITAIRES

OU

DÉMARCHE INFAILLIBLE POUR MAITRISER LE PARTAGE DU FLUIDE VITAL, VICIÉ PAR HABITUDE.

L'être vivant est un produit qui devient imparfait par la circonstance des mariages, ou par les démarches journalières et surtout par celles inconsidérées qui vont jusqu'à y former un tempérament factice, outre celui qui a été transmis par le père ou par la mère, et qui sert à consolider une disposition vicieuse, laquelle tient à seconder le partage naturel du principe vital, jusqu'à faire changer la structure non privilégiée des organes ou des laboratoires qui sont indispensables à la conservation des êtres. Un tel désordre, quelque affermi qu'il soit, la médecine naturelle peut néanmoins le modifier d'après les deux prérogatives du fluide vital qui, selon la volonté du médecin sera dirigé en décharge de la localité où il est en excès, et de le transporter dans celle où il y a défaut. Voici le moyen unique et infaillible pour calmer des indispositions qui sont devenues sourdes au traitement médical, et qui, par conséquent, ne sont point susceptibles d'une parfaite guérison. En effet, une incitation quelconque qui sera déterminée dans une localité moins importante du corps vivant, doit enlever la vitalité d'où elle se trouve en excès, et qui cause la maladie. Cette incitation agit de même qu'une occupation morale qui soulage avec avantage la partie souffrante, en sorte que de celui-ci on obtient des bonnes dispositions pour améliorer la santé, et de celle-là on obtient la sortie de la matière morbifique où nous avons établi l'incitation artificielle par laquelle, selon la quantité du principe vital qu'on y aura appelée, se développera le procédé de maturation de la matière viciée. D'après cela, on devait bien renoncer aux systèmes infinis et imaginaires de détruire les souffrances qui sont le produit des laboratoires en désordre dans leur structure, afin de ne point courir le risque d'endommager davantage la personne, qui, d'ailleurs, se rend moins digne de soulagement, puisqu'avec un ton exigeant elle prétend absolument guérir, en méprisant le médecin capable de donner de sages conseils; mais, au contraire, elle seconde de préférence l'audace des ignorants qui agissent en tâtonnant pour corriger les maladies, ce dont le sens commun laisse voir l'impossibilité; chaque individu, par exemple, conserve malgré lui un tempérament distingué qui trouble sa tranquillité et sa santé, tandis que, à quelque prix que ce soit, il paierait le moyen de se rendre affable envers tout le monde, de même que le colérique pour devenir tolérant, le mélancolique pour s'égayer. En vérité, on peut bien essayer des régimes, mais *consuetudo est altera natura*, c'est-à-dire, le fluide vital, étant spécialement ramassé en quantité au delà de l'ordinaire, a rendu certaines facultés vivement prédisposées, de sorte que, selon sa première prérogative, il forme le dommage de l'universalité des autres. Cependant, par l'exercice de la médecine naturelle, on reconnaîtra des avantages non douteux pour les maladies qui, en général, sont réputées inguérissables. Ce cas aussi fatal n'arrivera pas d'après les bienfaits de la connaissance du principe vital, puisqu'on peut maîtriser sa marche, tant pour donner du soulagement aux organes viciés dans leur structure, que pour ne pas désespérer de la parfaite guérison, et au point de non plus s'apercevoir des incommodités habituelles. Cet heureux succès, qui dépend de ce que l'on aura dirigé le fluide vital selon les incitations artificielles; on peut de même l'obtenir en renonçant à l'état oisif pour s'adonner à quelque occupation d'un genre responsable ou de caution. En effet, si je continue à parcourir la carrière de médecin, c'est dans le but de me charger d'un sujet inséparable des adversités, de façon que si depuis quarante ans je me porte bien, ce n'est pas à cause d'une constitution robuste, comme on peut se l'imaginer, mais c'est que tous les jours je me trouve dans le cas d'avoir à combattre des difficultés qui, d'après mon penchant beaucoup trop impressionnable augmentent en moi la contrainte et les inquiétudes vraiment fâcheuses pour ma conscience et pour ma réputation. Cependant, j'endure tout sans en souffrir, et je remarque que, dans la circonstance que j'ai une moindre quantité de malades à visiter, je me ressens des indispositions qui sont propres de mon tempérament, outre celles qui sont le produit des péripéties inséparables de la carrière médicale. Néanmoins, par le régime de la médecine naturelle, je me suis empêché de tomber vraiment malade ou dans l'état d'un valétudinaire souffrant. De cette méthode vraiment fortunée je voudrais bien convaincre les personnages respectables, dans le but généralement désiré de prolonger leurs jours, de même que les amateurs de la médecine, afin qu'ils puissent, sans faute, agir pour leur propre compte; ce qui sera beaucoup plus facile aux officiers de santé, et particulièrement aux anatomistes qui sont certainement assurés d'un consentement direct parmi les organes dont le corps humain est composé. En sorte que, à l'appui de l'école de sphygmique, on peut choisir l'application des incitations artificielles relativement de la localité en désordre, lesquelles agissent en guise d'une corde de violon, lorsqu'on la touche dans quelque endroit; elle explique dans toute son étendue le degré et la qualité du mouvement qu'on lui donne; de la même manière, les solides qui composent la portion d'artère qui forme le pouls, expliquent aussi le degré et la qualité des diverses incitations dans l'universalité du corps; car elles agissent selon la disposition des solides, c'est-à-dire, selon la structure particulière de quelque organe, dès qu'il n'y a rien de conforme entre eux. Chaque organe étant sensible à sa manière, et ne pouvant exercer ses fonctions sans faire quelque impression sur le genre artériel et veineux, ainsi que sur tout le genre nerveux, il est évident que chaque organe doit faire sur le pouls une impression particulière : cette impression sera presque insensible, comme dans l'état naturel lorsque l'organe ne sera plus agité qu'à l'ordinaire : elle sera, au contraire, très-évidente, comme dans l'état d'un effort critique, lorsque l'organe sera gêné dans ses fonctions et qu'il fera un effort extraordinaire. L'irritation surnaturelle s'explique avec plus de facilité, à motif que le travail des organes, lorsqu'ils ne sont pas irrités, devient très-peu agissant, en proportion que le désordre augmente dans l'organe incité, puisque le fluide vital d'entretien leur est dérobé, et conséquemment la propriété d'agir affaiblie. Le corps humain ne doit être considéré que comme un assemblage infini de petits corps semblables également vivants, également animés, qui ont chacun une vie, une action, une sensibilité, un jeu et des mouvements propres et particuliers, et en même temps une vie, une sensibilité, etc., communes et générales. Toutes les parties concourant, chacune à leur façon, à la vie de tout le corps, influent réciproquement les unes sur les autres et se correspondent entre elles. Chaque partie fait ressentir aux autres sa santé et ses dérangements : tel est l'homme, sur lequel on doit examiner l'influence, la sympathie mutuelle, les rapports réciproques des différentes parties, les départements, etc. Alors rien de plus naturel que l'action de toutes les parties sur le système vasculeux, organe si étendu et si important. Dans l'état de santé, chaque partie agissant également, il en résulte une action combinée, uniforme, et qui ne tient d'aucun viscère en particulier; mais si un organe vient à se déranger, dès lors il y a maladie; son action sur le pouls est différente de ce qu'elle était auparavant, moindre ou plus sensible; le pouls change, et cette variation est le tableau de la mesure des dérangements qu'il a excités. Si l'on veut se former une idée de la manière dont les viscères concourent aux mouvements et aux contractions des artères et comment il les font varier, qu'on imagine des cordes qui, partant de chaque viscère, de chaque partie considérable, viennent aboutir à une artère; de la tension uniforme de toutes ces cordes résultera un effort combiné qui forcera l'artère à exécuter ses mouvements avec uniformité. Si l'on suppose à présent qu'une de ces cordes tire avec plus ou moins de force, l'équilibre sera détruit; il arrivera nécessairement un changement dans l'effort des autres cordes; elles tireront plus ou moins; comme chaque viscère a son mécanisme particulier qui lui est propre, le plus ou moins de tension qu'il imprimera à sa corde sera marquée différemment sur l'artère qu'un autre dérangement, et ce même viscère fera sur le pouls un effet différent, suivant l'espèce d'altération qu'il éprouvera. Telles sont les variétés du pouls qu'un observateur habile essaie de saisir, et dont il vient à bout par un travail assidu, de reconnaître l'origine : ces cordes que nous avons supposées ne sont pas étrangères; transformez-les en nerfs, et vous aurez une idée de la plupart des dérangements de l'économie animale, qui sont tels, que la tension d'une partie est produite par le relâchement d'une autre; vérité lumineuse qu'il est bien important de ne pas perdre de vue dans la pratique. L'homme est, par le moyen des nerfs, des muscles, des veines et des artères, comme une espèce de luth ou d'instrument harmonique, dont les parties rendent divers sons, ou plutôt ont une espèce de tempérament qui leur est propre, à raison de leur figure, de leur situation et de leurs différents usages. Les pouls différents sont comme les sons divers ou les diverses touches de ces instruments, par lesquels on peut juger infailliblement de leur disposition; de même qu'une corde plus ou moins tendue, touchée en un lieu ou en un autre, d'une manière ou plus forte ou plus faible, rend des sons différents et fait connaître si elle est trop tendue ou trop lâche. Chaque organe est considéré comme un être distinct qui a sa vie, son sentiment, ses désirs, son goût particulier, son département, ainsi que l'observation le démontre en quelque sorte de la matrice et de l'estomac. Il en résulte que chaque action individuelle de ces organes doit modifier d'une manière particulière la circulation, et par conséquent que le pouls, indépendamment des modes généraux aux battements ordinaires, qu'on croit se rapporter principalement à l'action du cœur, doit éprouver des modifications relatives à ces actions ou fonctions organiques indiquées, caractérisées même par ces modes particuliers. Oui, la plus ou moins grande sensibilité ou activité de chaque organe, tant à raison de sa faculté propre et inhérente que de sa structure, devra encore influer dans les impressions de cet organe sur le pouls. Les parties du corps doués d'une grande sensibilité changent et modifient le pouls en conséquence du sentiment de la douleur qu'elles éprouvent, et que celles qui sont moins sensibles les modifient relativement à l'affection seule dont elles sont atteintes. Le pouls organique est celui qui se rapporte à une affection quelconque d'un organe, ou plutôt celui qui désigne et manifeste aux sens cette affection, soit qu'elle aille jusqu'à l'incommodité, ou à la maladie particulière de l'organe, soit qu'elle consiste uniquement dans une disposition prochaine à la maladie, ou même qu'elle se borne à une simple augmentation de ressort de vie ou d'action dans cet organe, indépendamment de toute idée, de tout sentiment de lésion ou de maladie.

Un pouls composé est celui qui résulte du mélange ou de l'union de deux ou plusieurs pouls simples qui se succèdent alternativement. Les révolutions particulières de chaque organe font chacune un changement particulier dans le pouls; les révolutions successives de plusieurs organes doivent donc donner des modifications dans lesquelles on puisse découvrir le changement dû à l'action de chaque organe affecté. C'est finalement, d'après le consentement général des localités entre elles, qu'on pourra déterminer celle qui sera la plus convenable pour inciter, afin de rétablir le partage naturel du fluide vital; et c'est par une telle opération qu'on obtiendra son déchargement de l'organe malade, et son transport dans la localité du corps vivant où il est en défaut. Tout cela constitue le traitement non inutile des maladies incurables, puisqu'elles résultent, comme toutes les autres, de la vitalité ramassée dans quelque organe en une quantité supérieure à la capacité des solides qui les composent; en conséquence, à l'aide de la médecine naturelle, on ne manquera pas d'obtenir du soulagement, et même de replacer le principe vital indispensable à l'activité des fonctions vitales et naturelles, qui sont l'escorte de l'existence des êtres. De manière qu'on doit corriger par ce seul moyen les vices héréditaires; par exemple, les affections spasmodiques, l'épilepsie, les dartres, le rhume, le scorbut, la goutte, etc. Savoir toutes les maladies que les médecins d'accord conviennent n'être jamais guérissables. Il est certain que, par le régime de détourner la cause incitative qui seconde le penchant vicieux, on mettra un frein à l'action surnaturelle d'un organe indisposé par l'excès de vitalité, soit à cause du désordre physique, soit par le séjour de quelque matière morbifique que ce soit, et on calmera sans doute les souffrances au point d'arriver à la guérison, ou du moins de se porter dans le cas de n'avoir plus à interrompre ses occupations pour cause d'incommodité. Voici la circonstance fort importante du temps perdu par les médecins et par les chirurgiens qui travaillent sans cesse à examiner la structure et le produit de quelque laboratoire, tandis que d'une seule espèce de désordre, c'est-à-dire, de partage non naturel du fluide vital, dépendent toutes les indispositions ou les maladies ; de façon qu'il n'y a que ce seul motif qui puisse occasionner les vices du corps, que nous avons à corriger et conséquemment qu'une seule méthode de guérison à suivre. A ce propos, ce qui paraît absurde, c'est la multiplicité des éloges donnés à des ouvrages publiés, aux expériences et aux observations répétées ; par exemple, on a scrupuleusement examiné la structure du cœur et du cerveau, la disposition de l'estomac avec les intestins dans leur faculté de digérer les aliments, la circulation du sang et de son impulsion différemment considérée pour affermir des vices organiques et propres à épouvanter ; et c'est par là qu'on a pris en considération la célébrité de certains auteurs, uniquement appuyée aux découvertes infinies sur le corps vivant, et supposée d'un grand avantage, que je ne comprends pas d'un tel bonheur, non plus que celui de l'autopsie des cadavres pour découvrir la cause et l'origine de la maladie fatale ; car à quoi bon cette recherche, si ce n'est pour le cas, qui en général est de petite importance, de développer la structure spéciale ou héréditaire de quelque individu? Ceci d'ailleurs, ne sera reçu que dans le but d'imaginer des précautions à prendre, lesquelles, cependant seront inutiles, lorsqu'on s'écartera de l'examen de la distribution du fluide vital sous tous les rapports en raison des différentes incommodités vraiment opiniâtres. Ainsi on ne doit pas perdre courage en vue des difficultés qui se présentent, et qui ne seront d'aucun obstacle, puisqu'il s'agit seulement d'observer la marche du principe vital pour le diriger, et, selon la circonstance, pour enlever singulièrement l'activité excessive au laboratoire qu'elle tient indisposé, car on doit toujours préférer un organe qui soit dépouvu de vitalité jusqu'à devenir insensible, que d'avoir à souffrir des incommodités obstinées, bien que, par des incitations appropriées on puisse à volonté transporter du fluide vital en soulagement de la localité viciée, et en même temps empêcher que, sans cesse, selon les deux prérogatives de ce fluide les souffrances ne le dérobent à l'universalité du corps vivant. En effet, par l'observation journalière on reconnaît de véritables avantages dans la généralité des organes, lorsqu'il y en a quelqu'un d'inhabile, et c'est par cette démarche, qu'il ne deviendra pas difficile de dominer les infirmités organiques, afin de les rendre supportables ou moins préjudiciables. Cela posé, le but principal, dans le traitement des maladies, consiste à bien connaître le moteur principal des fonctions vitales et naturelles; par conséquent, il n'est pas absolument essentiel d'avoir des bibliothèques immenses pour se faire une idée de la théorie et de la pratique de l'art médical, puisqu'elles se réduiront à avouer la propriété du fluide vital qui doit maîtriser toute sorte de désordre qui arrivent dans l'économie animale, et surtout à s'occuper de leurs cours progressifs, qui pourraient occasionner quelque indisposition que ce soit, tant physique

que morale, laquelle il est très-facile de reconnaître par l'exploration du pouls, et de corriger ensuite par le traitement de la médecine naturelle. Cette méthode qui n'est point du tout éclatante, m'a rendu fort heureux en ce que j'ai constamment évité de causer des alarmes par imprudence et d'opérer des guérisons trop hardies ou, en général, inconsidérées, de façon que cela m'a mis à même de mériter l'honneur d'être reçu dans les plus respectables familles de la cité, et les plus distinguées par noblesse, et d'en obtenir une confiance manifeste qui n'aurait pas eu de durée, si elles n'y eussent trouvé leur compte. Ma réputation augmenta à tel point que j'aurais pu renoncer à l'exercice de la médecine, vu ma grande fortune ; je n'ai toutefois continué à visiter les malades, que par manière d'agrément et sans aucune indécision, moyennant l'appui de l'école de sphygmique, et de l'usage particulier des plantes officinales, sauf les espèces vénéneuses qui, pour le régime naturel, sont défendues. Je me flatte de communiquer une méthode qui doit rendre la carrière des instructeurs et des officiers de santé moins pénible, et propre à procurer de la satisfaction ou même du loisir ; et tout cela, sans imaginer de meilleurs régimes, tant pour ma tranquillité dans les démarches comme médecin que pour la conservation individuelle de qui que ce soit, sans le regret d'avoir troublé les opérations de la nature pour toujours absolues ou immuables, et de même sans le risque d'être dérangé pendant les heures de mon délassement par des alarmes qui, le plus souvent, sont occasionnées par l'effet du remède trop hardi, ce qui, selon mes habitudes de soigner les malades, n'arrivera jamais. Cependant, le malheur peut bien arriver que je ne puisse sauver quelque infortuné; mais c'est qu'alors sa mort naturelle est déjà décrétée, et la faculté de la présager est réservée au seul Sphygmique, lequel, sans s'attirer les reproches de lenteur dans sa marche, soulage le malade suivant les lois d'économie animale, de même que sur l'appui de la doctrine du pouls qui fait revivre les droits de la nature, rappelle la vraie médecine d'observation appuyée sur les crises, et pratiquée avec tant d'éclat par le grand Hippocrate. Un des plus singuliers reproches qu'on lui ait fait, et qui en est un éloge très-flatteur, est d'empêcher qu'on ne donne beaucoup de remèdes. Eh! que peut-il arriver de plus heureux à un médecin que d'épargner aux malades le désagrément, l'incommodité et les suites fâcheuses d'un remède dégoûtant, fatigant, très-souvent inutile, ou quelquefois pernicieux, et d'épargner à soi-même les plaintes et les reproches du malade, les murmures des parents, les clameurs des amis et les remords de sa conscience? La connaissance du pouls entraînerait nécessairement de la circonspection dans l'application des différents moyens proposés pour guérir et dans le choix qu'on doit faire. D'après cela, on ne courrait plus les risques, lorsque la nature se dispose à se débarrasser par une crise quelconque, de l'en détourner par un remède qui, souvent employé sans connaissance de cause, trouble son action, et la force à perdre de vue son objet principal. De là, que d'inconvénients! En outre, elle mettrait le médecin dans le cas de remplir sa vraie mission, qui ne constitue ordinairement que le ministre de la nature et son coadjuteur, lorsqu'elle ne suffit pas à la perfection de son ouvrage.

ESSAI AUTHENTIQUE

PAR

L'EXERCICE DE LA MÉDECINE NATURELLE.

Toute personne doit avouer un penchant particulier, le plus souvent héréditaire, soit pour la gaîté, soit pour la solitude, soit pour les occupations scientifiques, ainsi dans d'autres individus pour les grossières; et cela dépend de l'enlèvement du principe vital aux laboratoires établis pour la formation des produits d'entretien, qui, en ce cas, se préparent non naturels et vicieux, jusqu'à exciter davantage l'organe qui est agissant au-dessus des autres ; ce qui constitue les différents tempéraments, et lesquels, de plus, seront favorisés par l'incitation de quelque autre matière morbifique, qui se trouve éparse dans le corps vivant, et qui provient du défaut d'activité dans l'universalité des autres laboratoires ; car il en arrive que, selon les deux prérogatives du fluide vital, les fonctions naturelles résultent au delà de l'ordinaire, ou excitées, ou retardées. En sorte qu'il est bien important de mettre un frein aux facultés exagérées pour s'empêcher de seconder les habitudes généralement dangereuses. Ce qu'il est très-facile d'obtenir par l'exercice de la médecine naturelle, qui consiste à maîtriser à volonté le partage de la vitalité dans les êtres.

RÉGIME PERPÉTUEL

DE GARANTIE

POUR AFFRANCHIR TOUTE SORTE DE MALADIE,

ET

POUR RÉFRÉNER LES TEMPÉRAMENTS OU LES INDISPOSITIONS HÉRÉDITAIRES, SELON L'AVIS DE GALIEN.

RÉCIPÉ :

Pulpe Tamarin, deux gros;
Magnésie calcinée, un scrupule ;
Fleurs de soufre, douze grains :
Gomme arabique en poudre, quinze grains.

Il faut mêler ces drogues avec du sirop, pour former un bolus à prendre chaque jour, le matin à jeun, savoir, deux heures avant le premier repas ; on doit le continuer très-longtemps, en l'oubliant quelquefois, car il passerait en habitude. Cela n'exige aucun régime, et devient nécessaire surtout dans le cas qu'on s'aperçoit de quelque malaise.

Le *tamarin*, par sa qualité médicale, agit pour réprimer l'inflammation inévitable aux indispositions journalières, très-fréquentes dans la marche des affaires.

La *magnésie* est un absorbant classique pour les aigreurs de l'estomac, où, par loi chimique, elle prend la qualité de sel d'Angleterre, lequel sera, en outre, favorisé par l'acidité du tamarin, au point d'acquérir la propriété purgative à débarrasser le corps des substances indigestes.

Le *soufre* est un spécifique propre à dissoudre toute espèce de lenteur dans les fluides du corps, et surtout par son penchant vers l'organe de la peau externe à jouir du couloir critique établi par la nature, et destiné à la sortie des produits vicieux.

La *gomme arabique* agit uniquement pour masquer quelque matière morbifique que ce soit, afin d'empêcher les incitations extraordinaires dans le cours progressif des fonctions vitales et naturelles.

La personne qui veut s'assujettir à ce régime, sera garantie de la circonstance de tomber dans une maladie grave, et pendant cela, on détruira les produits vicieux qui se reproduisent journellement dans les êtres, suivant l'indisposition physique et le plus souvent héréditaire, de façon qu'on aura sans cesse une méthode de curation pour les maladies reconnues non guérissables, savoir, le scorbut, les dartres, la goutte, etc., de même que la faculté de modifier les tempéraments importuns qui, selon l'aveu général, paraissent toujours sourds aux bienfaits de l'art médical; néanmoins, une existence vraiment heureuse ne peut manquer, d'après les soins que l'on porte à corriger les produits non naturels qui agissent en qualité d'incitatif extraordinaire dans le laboratoire privilégié, relativement au penchant de qui que ce soit; ainsi, vu le consentement général des organes qui composent le corps, et vu les deux prérogatives du fluide vital à se porter où il est en défaut, et à le détourner dans le cas de son excès, il en résulte un traitement progressif d'après nature, et, selon les lois d'économie animale, une garantie d'assurance pour la santé, laquelle ne laisse pas de soupçon ni de regrets dans la marche de l'homme impartial.

OUVRAGES PUBLIÉS

PAR

L'AUTEUR DE CETTE LIVRAISON.

Stationes plantarum Pedemontio indigenarum in-8. *Turini, anno* 9 *Reip*. Cet opuscule comprend la nomenclature des espèces de plantes indigènes du Piémont, et leur disposition par ordre de province. On y remarque particulièrement leur état de naturalisation propre aux différentes régions, et la difficulté de végéter ailleurs, sans altérer leur caractère naturel. Il y a encore une dissertation très-raisonnée concernant l'influence de l'atmosphère sur les êtres vivants, et le motif de leurs propriétés particulières dans chaque pays sera exposé tant par rapport aux végétaux qu'aux animaux.

Genera plantarum subalpinam regionem exornantium; in-8 *Turini, anno* 10 *Reip*. C'est pour la description générique des plantes piémontaises, ouvrage tout à fait élémentaire que j'ai fait imprimer à l'instance des élèves, lorsque j'exerçais l'emploi d'adjoint à la chaire d'histoire naturelle; on y trouve les termes botaniques expliqués et disposés par ordre alphabétique, outre la nomenclature piémontaise des plantes officinales.

Phyllographie piémontaise ou nouvelle méthode de connaître les plantes d'après les caractères particuliers des feuilles disposés en ordre de système, par un des docteurs agrégés au collège de médecine, membre de plusieurs sociétés savantes étrangères, médecin ordinaire de la maison du roi, auteur de l'ouvrage imprimé en 1800, *in-8 sous le titre;* Joannis Lavy philosophi et medic. doctoris in archig. Taur., botan., professori et horti publici direct. primario addicti, genera plantarum subalpinam regionem exornantium. *Turin, an* 1816, *vol.* 3 *in-4 grand.*

Méthode très-facile pour développor les secrets de la nature dans le corps humain, par l'exploration du pouls, ou école de sphygmique exercée par le docteur Jean Lavy sous les auspices du professeur Charles Allioni. Turin 1821, *vol.* 2, *in-8, de l'imprimerie royale.*

Présages tirés du pouls, d'après l'école de sphygmique, par le docteur Jean Lavy, membre de la faculté de médecine de Turin, médecin ordinaire de la maison du Roi de Sardaigne, Paris, 1824, *in-8.*

Les épanchements du cœur humain, ou une faute de jeunesse, drame en trois actes, destiné à être représenté sur un des théâtres de Paris, par M. le D. J. B. L. Paris 1827, *in-8.*

Etat général des végétaux originaires, ou moyen pour juger même de son cabinet de la salubrité de l'atmosphère, de la fertilité du sol, et de la propriété des habitants dans toutes les localités de l'univers, par le docteur Jean Lavy, membre de la la faculté de médeeine à Turin, médecin ordinaire de la maison du roi de Sardaigne. Paris 1830, *in-8 grand.*

FIN.

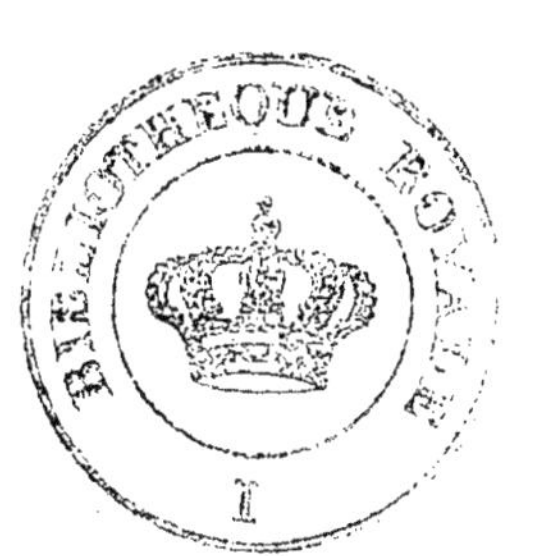

www.ingramcontent.com/pod-product-compliance
Ingram Content Group UK Ltd.
Pitfield, Milton Keynes, MK11 3LW, UK
UKHW020403230726
13925UKWH00003B/1233